食中毒・感染症を防ぐ!!

食品を取り扱う人のための

衛生的な手洗い

第2版

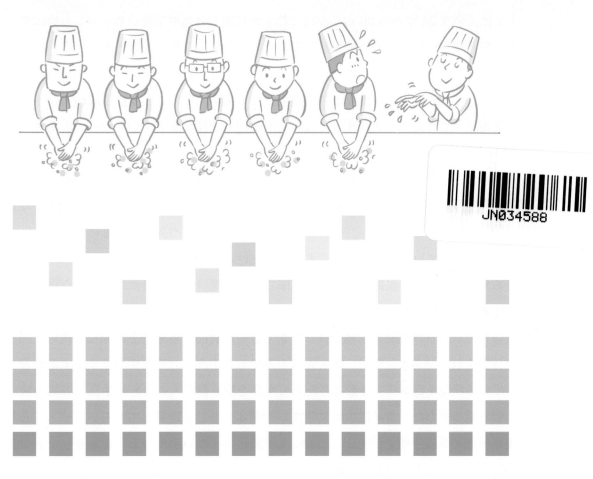

JN034588

監修 丸山 務

公益社団法人日本食品衛生協会

はじめに

　食品を取り扱う人に対して食品衛生対策の基本はと質問すると、ほとんどの場合「手洗いに始まって手洗いに終わる」という回答が即座に返ってきます。全くその通りです。それほど手洗いの重要性が認識され、浸透している証拠です。しかしながら人の手を介して病原微生物が食品を汚染したことによる食中毒事故が依然として多発しています。特に食中毒全体の中でノロウイルスの占める割合が高くなるにしたがってその事例が目立ちます。

　とくに、平成24年から26年にかけて起きた仕出し弁当や学校給食のパンを原因食とする大規模食中毒事例は、その後加熱工程のない食品を取り扱った担当者の手洗いが不十分であったことが原因と推察されています。それ以降も、手洗いが徹底されていないことが原因と考えられる食中毒が少なからず発生しています。このことは食品取扱者が手洗いは衛生管理上大切であることは知ってはいても適切な手洗いをしていなかった、あるいはできなかった結果であると判断せざるを得ません。つまり、そもそもなぜ手を洗うのか、洗わなければならないのか、食品を取り扱う人の手洗いとはどういう行為なのかを基本から理解していなかった、したがっていつどのようなタイミングでどのような方法で実施しなければならないかができていない、手洗いが作業工程の必要かつ欠かすことのできない一工程として実施されていない証拠です。また、手洗いの重要性が叫ばれながら食品取扱者に焦点をあててその意義や根拠に基づいて順序立てた手洗い手技や時代に即応した環境整備の必要性が示されてこなかった側面も否定できません。

　公益社団法人日本食品衛生協会はこれまでも主に食品等事業者を対象に手洗いに関する啓発活動を行ってきましたが、衛生管理の要である手洗いの重要性がますます重要視されてきている状況を踏まえ、今般あらためて食品を取り扱う人のための手洗い方法の検討事業に取り組みました。食品取扱者に手洗いの基本を正しく理解してもらい、一人ひとりが確実に実施できる手順を示すことによって形骸化させない手洗いを定着させ、一層の食中毒の防止を図ることが目的です。

　学識経験者、食品衛生監視員経験者、食品衛生指導員、洗剤・検査器材開発メーカーから成る手洗い検討委員会を組織し、実務調査や手洗い手技の科学的根拠を検証する作業部

会も設置して検討し、誰もが「理解して確実に手を洗う」ことができるように解説し、出版物としてまとめたものが本書です。

　手洗い行為そのものは日常的な、また、短時間で済ませられるきわめて単純な動作です。それだけに何も考えずに「洗った」という意識だけで済ませてしまう形骸化しやすい行動に陥る危険な側面を持っています。食品を取り扱う職業人が行う手洗いは、自分の手を病原微生物の運び屋に決してさせないためのものです。手洗いは、「洗った」という単純な満足意識や“儀式”で済ませず、汚染しているかもしれない病原微生物を確実に除去するための根拠に基づいた作業でなければいけません。このため本書はなぜ手を洗うのか、食品を取り扱う人の手洗いの目的などの手洗いの基本をやや詳しく解説しました。本質を理解していないと形式で済ませてしまいます。なぜを解っていただくためです。次に本書の中心である手洗い方法を委員会の検証、検討結果を踏まえて作成した「日食協が推奨する衛生的な手洗い方法」を示しました。この部分は手洗いの手技・手順やポイントをより具体的に理解して、無駄なく実践いただけるようイラストや写真を多く採用して解説しました。また、手洗いの不備によると思われる事故事例の主なものを挙げ、なぜこのような事故が起きたのか、同じ間違いを繰り返さないための資料として紹介しました。手洗いの内容にこれだけの頁数と驚く向きもあるかもしれません。本書の内容を十分に理解していただければ手洗いを衛生管理の技術として身に付けることができるはずです。

　本書は当初、食品衛生の自主管理に取り組んでおられる全国の食品衛生指導員が指導員活動を通して根拠に基づいた効果的な手洗いを広く普及することを念頭に企画をしましたが、「安全で信頼される食品を提供する」という共通した目的を持つ食品を取り扱うすべての人、大規模な食品製造施設ばかりでなく中小の食品等事業者のみならず学校、保育園、病院や介護施設はもとより家庭においても広くご活用いただけるものと信じています。

　令和5年6月

公益社団法人日本食品衛生協会

学術顧問　丸　山　　務

発刊にあたって

　食中毒は高温・多湿の環境下で増殖した病原微生物によって起こるということは、多くの食品取扱者に理解され、病原微生物を「付けない」「増やさない」「殺す」を食中毒予防三原則として衛生管理が実施されてきました。しかし近年では、冬季に発生するノロウイルス食中毒の患者数が、年間に発生する患者数の半数以上を占めています。

　ノロウイルスは少量で感染を起こすことが確認されており、これまで実施されてきた食中毒予防三原則の「増やさない」対策にはあてはまらず、ウイルスを「付けない」ことが重点的に取られるべき対策となりますが、ノロウイルス食中毒では調理従事者の手を介した二次汚染が原因と考えられる事例が大変多くみられ、食品衛生の基本である調理従事者等の健康管理と手洗いの重要性を今一度改めて認識し徹底を図らなければならない状況にあるといえます。

　そこで、当協会では、学術顧問の丸山　務先生を委員長に「手洗い検討委員会」を設置し、学識経験者、食品衛生監視員経験者、洗剤・検査器材開発メーカー等専門家の参加を得て、これまでに検証されてきた手洗いに関する知識を元に適切な手洗い方法・手順を研究・検証し、食品衛生協会役員および食品衛生指導員が把握している現場の状況と普及策についての考えを加味し「日食協が推奨する衛生的な手洗い」としてまとめていただきました。さらには平成27年度より、本書を標準テキストとして実施される講習を受けた食品衛生指導員に「手洗いマイスター」の称号を付与し、食品衛生指導員活動を通して広く普及することにより、一層の食中毒防止を図るよう取り組んでいます。

　本書は、調理現場の教育においても活用いただけるよう細部までわかりやすく解説し、巻末には現場の皆さんが疑問に思われている点について Q&A として収載しております。

　食品関係事業者の皆様をはじめ、保育園や高齢者介護福祉施設等の関係者、食品衛生の行政担当者の方々におかれましては、是非本書を広くご活用いただき、食中毒予防のための手洗いの普及推進に役立てていただきますようお願いいたします。

　令和5年6月

公益社団法人日本食品衛生協会
専務理事　塚脇　一政

「日食協が推奨する衛生的な手洗い」検討委員会委員

委　員　長	丸山　　務	公益社団法人日本食品衛生協会　学術顧問
委　　　員	野田　　衛	国立医薬品食品衛生研究所　食品衛生管理部第四室長
	丹波　章彣	東京サラヤ株式会社　専務取締役
	和田　啓子	一般社団法人長野県食品衛生協会　専務理事
	市川　昌平	公益社団法人新潟県食品衛生協会　食品衛生指導員連合協議会長
	髙谷　　幸	公益社団法人日本食品衛生協会　専務理事
	塚脇　一政	公益社団法人日本食品衛生協会　常務理事
	桑﨑　俊昭	公益社団法人日本食品衛生協会　常務理事

「日食協が推奨する衛生的な手洗い」検討委員会検討推進作業部会

部　会　長	田中　豊隆	公益社団法人日本食品衛生協会　技術参与
部　会　員	本間　　茂	キッコーマンバイオケミファ株式会社　企画管理部プロダクト・マネージャーグループ
	下平　大史	東京サラヤ株式会社　東京営業所拠点長

執筆者一覧

監修・執筆	丸山　　務	公益社団法人日本食品衛生協会　学術顧問
執　　　筆	伊藤　　武	一般財団法人　東京顕微鏡院　理事
	古田　太郎	サラヤ株式会社　バイオケミカル研究所特別顧問
	和田　啓子	一般社団法人長野県食品衛生協会　専務理事
	市川　昌平	公益社団法人新潟県食品衛生協会　食品衛生指導員連合協議会長
	田中　豊隆	公益社団法人日本食品衛生協会　技術参与
	本間　　茂	キッコーマンバイオケミファ株式会社　企画管理部プロダクト・マネージャーグループ
	下平　大史	東京サラヤ株式会社　東京営業所拠点長
	鎌田　孝子	公益社団法人日本食品衛生協会　技術参与

（所属は初版発刊当時）

目　次

I　なぜ、手を洗わなければならないか

II　食品取扱者が行う手洗いの目的と基本的な考え方

Ⅲ 手洗い設備を整える

Ⅳ 日食協が推奨する衛生的な手洗い

V　手洗いの確認・検証方法について

Ⅵ 汚れた手を介して起きた食中毒事例

●手洗いQ＆A

食中毒・感染症を防ぐ*!!* 衛生的な手洗い
第2版

I なぜ、手を洗わなければならないか

「食品衛生は手洗いに始まって手洗いに終わる、食中毒予防の原点は手洗い」とよくいわれます。手洗いの重要性は、それほど食品を取り扱う人によく認識されているはずです。しかし、現実には50年前と比べて食中毒事故はあまり減少はしていません。むしろ人の手を介した二次汚染による事故の発生は、ノロウイルスが出現してからは増大の一途をたどっています。

さらには、腸管出血性大腸菌O157をはじめとする少量で感染する菌による食中毒の割合が増加の傾向にあり、手の衛生管理が以前にも増して重要になってきているといえます。

私たち食品を取り扱う者が手洗いを正しく理解し、適切な方法で実践し、これを習慣化することが社会的にも強く求められています。

「ノロウイルス」とは

冬季に流行するウイルス性胃腸炎の原因ウイルスの1つ。感染後24〜48時間程度で、吐き気、おう吐、下痢、腹痛などの症状を発症する。ウイルスは発症後、便とともに排泄されるが、長いときには1か月程度、ウイルスの排出が続くことがある。また、胃腸炎症状は示さないままウイルスを排泄する不顕性感染もみられる。

1 食中毒を起こす病原微生物の食品汚染

わが国で発生する食中毒は、国の統計によれば年間事件数で1,000〜1,300件、患者数で16,000〜23,000人です。このうち、何が原因であったかという病因物質別でみると、事件数、患者数ともに9割以上が微生物によるものです。すなわち、ノロウイルスなどのウイルス、または、ウエルシュ菌やカンピロバクター、サルモネラ、腸管出血性大腸菌O157などの細菌が原因になっています。いうまでもなく食中毒とは病原微生物や有害化学物質が飲食物とともに私たちの口から入ることによって発生する健康被害です。つまり、食中毒が起きるそもそもの始まりが病原微生物や有害化学物質の食品への汚染ということになります。

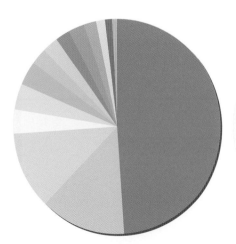

平成30年発生食中毒
患者数

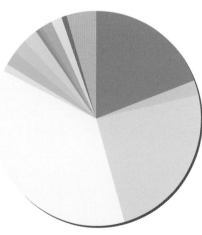

平成30年発生食中毒
事件数

	患者数	事件数
■ ノロウイルス	8,475	256
■ ウエルシュ菌	2,319	32
■ カンピロバクター・ジェジュニ/コリ	1,995	319
寄生虫	647	487
■ サルモネラ属菌	640	18
■ その他・不明	632	27
■ 腸管出血性大腸菌（VT産生）	456	32
■ ぶどう球菌	405	26
■ その他の病原大腸菌	404	8
■ その他のウイルス	401	9
■ 化学物質	361	23
■ 腸炎ビブリオ	222	22
■ その他の細菌	192	10
■ 自然毒	133	61

※令和元年〜4年は、新型コロナウイルス禍による生活様式の変化がみられ、その影響で食中毒事件数・患者数の統計が例年と大きく異なっていることから、ここでは平成30年の統計資料を示しています。

② 微生物は人の手を介して汚染する！

　ここでは、食中毒を起こす病原微生物がどのように飲食物を汚染するのか考えてみましょう。主なものは以下の4つの経路です。

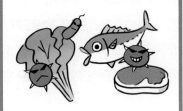

① 食品そのものがすでに汚染されている

食品の原材料が生産される段階で環境などから病原微生物に汚染されている。

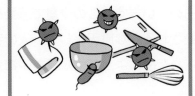

② 食品の製造、加工、調理に使用する器具・機器からの汚染

汚染された器具・機器から、以後に加熱調理工程のない食品を汚染。

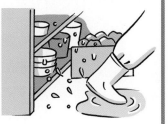

③ そ族・衛生害虫や床等調理環境からの汚染

ネズミやハエ等の衛生害虫、床からの跳ね水等調理環境からの汚染。

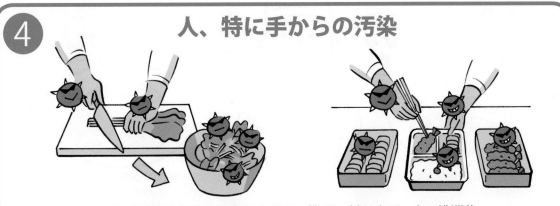

④ 人、特に手からの汚染

すでに汚染されている食品や器具・機器に触れたり、人の排泄物を処理した際などに病原微生物が付着した手を介して汚染。

　これら4つの経路のうち、用便後や介助などによる排泄物の処理等により病原微生物が付着した手を介しての汚染はもちろん、汚染された食品や器具・機器を介する汚染も人の手が介在することによる二次汚染と考えれば、経路はどうであれ、**手は食品への汚染経路の要になっている**ことに注目しなければなりません。すなわち、食中毒の発生は少なからず人の手が関与しているのです。

③ 食中毒は人の手を介した食品汚染によるものが多い？

　近年、食中毒を起こす病原微生物の主流は、ノロウイルスとカンピロバクターです。この2種類の病原微生物はいずれも数十～数百個で食中毒を起こすといわれています。このほかに、サルモネラや腸管出血性大腸菌 O157 も同様に少ない数で食中毒を起こすことが、これまでの研究で証明されています。つまり、食中毒は食品中で病原微生物が増えた結果というだけではなく、ただ単に付いただけでも起きるのです。

　現状、こうした**少量で感染が可能な病原微生物による食中毒**が大きな割合を占めています。この少量で感染を成立させる病原微生物を運び食品を汚染させる主な原因として、人の手が関与していると考えられます。汚染された手によって大規模食中毒が発生した事例で数多く実証されています。

　食品を取り扱う人は、**手を介して起こる病原微生物の食品汚染防止策が一層重要視されている**ことを認識しなければなりません。

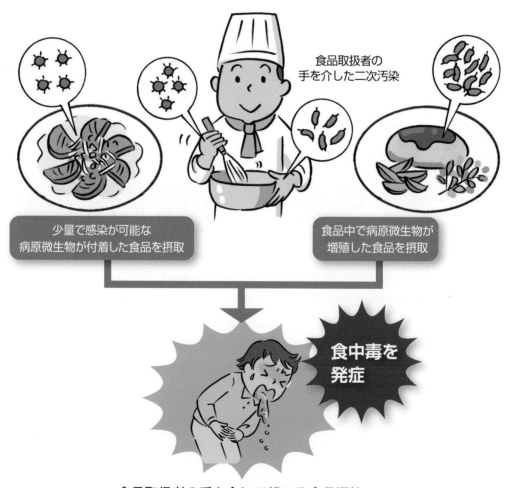

食品取扱者の手を介して起こる食品汚染

4 食中毒予防「付けない」対策の重要性

　食中毒予防は「付けない」、「増やさない」、「殺す」の３つの対策で構成されます。この３つの対策がそれぞれの食品で、しかも食品の製造⇒加工・調理⇒販売などの流れの中で合理的かつ重点的に行われるべきですが、そもそも「増やさない」、「殺す」の２つの対策は汚染してしまった後の対策ですから「付けない」ことがすべての基本です。たとえば、ノロウイルスは食品中では絶対に増えませんので、食品中での「増やさない」対策は意味がありません。また、O157やサルモネラ、カンピロバクターはごく少ない数の菌で感染しますので、食べ物の中で増殖しなくても食中毒を起こすことができます。つまり、これらもまた「増やさない」対策は場合によってはあまり有効ではなく、決め手にはなりません。したがって、あとの２つである「付けない」と「殺す」対策を重点的に採用しなくてはなりません。

　微生物は高い温度で容易に死滅します。よって、腸管出血性大腸菌O157等の細菌は**75℃で１分間以上**、ノロウイルスでは**二枚貝等汚染のおそれのある食品の場合は85〜90℃で90秒間以上**の加熱は最も優れた「殺す」対策ですが、食品の種類・形態あるいは目的によっては高い温度がかけられないものが多くあります。したがって「付けない」対策がなににもまして優先されなければならないことはあきらかです。とりわけ食品を取り扱う人の手による「付けない」対策が徹底されない限り、わが国の食中毒を減少させることはできないでしょう。

食中毒予防の３原則「付けない・増やさない・殺す」（一般）

汚染させない	汚染してしまった後の対策	
少量の微生物で発症	増えた微生物により発症	
手洗い	**加熱調理**	**食品保管時の温度管理**
付けない	殺す	増やさない
食中毒予防のすべての基本	食品の種類や形態あるいは目的によっては高い温度がかけられない	ノロウイルスやO157、サルモネラ、カンピロバクターなどごく少ない数の微生物で感染するものには有効でない。冷蔵庫・冷凍庫では微生物は死滅しない

5 「増やさない」ことでは防げない！やっかいな ノロウイルス食中毒対策には「手洗い」が重要

　一般的に、食中毒が起こるのは「食品中で多量に増殖した病原微生物や病原微生物が作る毒素」が原因であり「病原微生物が増えていない新鮮な食品や低温下で保存された食品」であれば食中毒は起こらないと理解されている方が多いようですが、これがあてはまらない病原微生物も存在します。

　ノロウイルスはとても感染力が強く、ごく少量（10～100個程度）のウイルス量で食中毒を起こします。つまり、食中毒予防3原則の1つである「増やさない」による予防対策はあてはまらず、ノロウイルスを「付けない」ことが重要なポイントとなります。ノロウイルス感染者の便には1gあたり10億個以上、おう吐物には100万個以上ものウイルスが排出されています。感染者がトイレを使用した際に触れたドアノブなどを介して、ほんのわずかな量が付着しただけで、手はノロウイルスの汚染源となり、さらにその手を介してさまざまな場所に汚染を拡げていくことになります。

　ノロウイルス食中毒の予防には「①持ち込まない、②拡げない、③加熱する、④付けない」の4つの対策が必要となります。4つの対策のうち「持ち込まない、拡げない、付けない」の3つにおいて、「手洗い」はとても重要な要素となります。

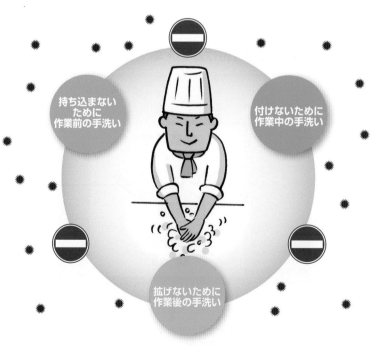

持ち込まない ために 作業前の手洗い

付けないために 作業中の手洗い

拡げないために 作業後の手洗い

手洗いはノロウイルス食中毒を防ぐ要

6 手にはもともと食中毒を起こす病原微生物は付いていない

　自然環境には多くの種類の、膨大な数の微生物が生息しています。私たちの肉眼では微生物を見ることはできませんが、それぞれが自分の生命を維持するために、各々に適した場で常に増殖と死滅を繰り返して生存しています。私たちの身体の皮膚、粘膜、腸管の中などにも一定の微生物が生息し、これらの存在ゆえに健康を維持しています。自然界に生息する微生物のほとんどは私たちに無害であり、むしろ有益に働いています。しかし、ごく一部の微生物は私たちの身体に取り付いたときに健康被害をもたらすものがあります。

　食中毒を起こす病原微生物は約20種類とされ、そのほとんどは、通常、自然環境や動物の腸管に共存的に生息しています。食中毒菌として最も古くから知られている黄色ブドウ球菌だけは、健康な人でも何割かの確率で鼻の下や喉に保有し、この健康保菌がときとして手を介して食品を汚染し、食中毒の原因となることはまれにあります。つまり、手は食中毒を起こす病原微生物のもともとのすみかでもなければ、病原微生物がそこで増殖しているわけでもありません。したがって、手が病原微生物に汚染されている状態とは、その病原微生物は外部から来たものであり、一時的に付着しているだけの通過菌と理解してよいでしょう。

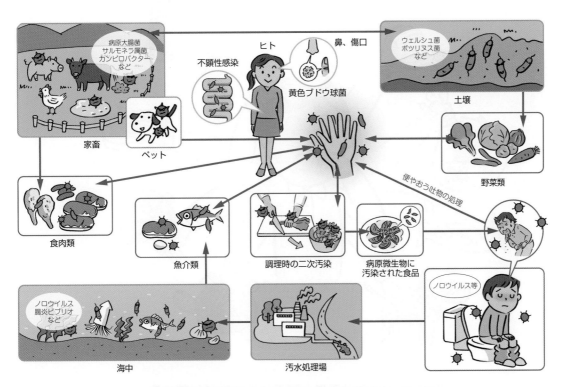

微生物は自然界のあらゆる場所に生息している

7 手は病原微生物の運び屋である

　私たち人間は、進化の過程で二足歩行が可能となり、手が自由になってなんでも手で触り、つかむことができるようになりました。日常生活の中で、手の役割はきわめて大きいのです。いわゆるきれいなものでも汚いものでも、すべて手で触れることができます。また、私たちは日常生活の中でつい手で頭をかいたり、顔を拭うような無意識の行動をとります。このような身体の部分には常に病原微生物がいるわけではありませんが、清浄が必ずしも保証されているわけでもありません。

　食中毒を起こす病原微生物は、人や家畜の腸管内で増殖することを最も好みます。いったん腸管内で増えた場合、食中毒を発症していてもいなくても、細菌やウイルスは便中に膨大な数となって排泄されます。もし、用便後や介助後の手洗いがおろそかであれば、手には相当量の病原微生物が付着してしまう結果となります。そして、そこを起点としてドアのノブ、給水栓（蛇口）、さらに食品へと手を介して汚染が拡大していきます。

　このように私たちは、日常生活のあらゆる場面で手が病原微生物の運び屋になっているということを改めて認識しなくてはなりません。

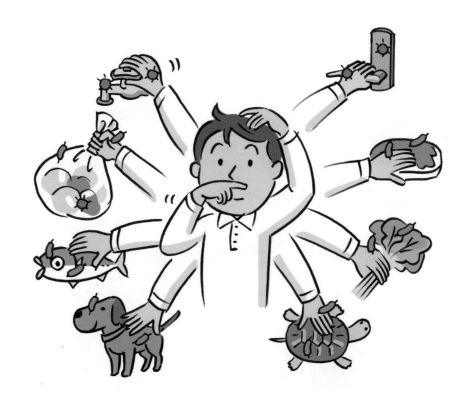

さまざまなものに触れることで手に微生物が付着する

8 手に一時的に付着した病原微生物は 洗い落とすことができる

　微生物、特に細菌がある環境で増えるときには、増えるための条件が整っているかどうかを見きわめ、定着する足場固めを行います。増えると当然に集団となっていますから、これを取り除くのは実は非常にむずかしく、十分な加熱でもしないと集団を根こそぎ「殺す」ことができません。手に付着した微生物は、そこで足場を築き増えているわけではないので、これをいわばはぎ取り、洗い流すことで取り除くことができます。すなわち、基本的にはそこに一時的に付着している微生物を洗浄剤などを用いてはぎ取り、それを流水で洗い流すことで目的を達することができます。したがって、手洗いとはこの一時的に付着している病原微生物といわゆる汚れを落とす作業なのです。

　手に付着した微生物をアルコールなどの製剤によって殺したり、減らす効果があることは知られています。場合によっては、こうした手段・方法が有効であることも確かです。ただし、手にはもともと病原微生物はいなくて外部から一時的に付着したのであれば、その汚染した手から病原微生物を落とせばよい、つまり根拠に基づいて作られた手洗い手順を励行すれば、必ずその目的は達せられるのです。物理的に落とす作業が基本です。

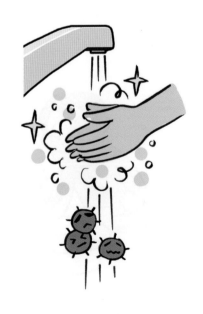

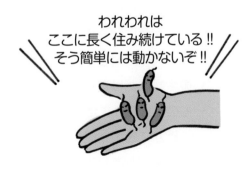

われわれは
ここに長く住み続けている!!
そう簡単には動かないぞ!!

一時的に付着した病原微生物は
洗い落とすことができる

常在菌（p.11 参照）を取り除く
ことはむずかしいが健康な皮膚
の常在菌は食中毒を起こさない

II 食品取扱者が行う手洗いの目的と基本的な考え方

　手洗いの必要性を否定する人は一人もいません。特に手作業が多い食品取扱者にとって、その重要性はすべての人が認識しているはずです。もし手洗いが行われなかったり、おろそかにされているのであれば、手洗いの意味が十分理解されていないからといわざるを得ません。

　前章で述べてきたように、手は病原微生物の運び屋であり、一時的にそれらが付着しているだけなので、適切な方法で洗い落とすことができるということをまず認識し、適切かつ効果のある手洗いを実践することを食品等事業者の責務としなければなりません。

　手洗いの目的は病原微生物の排除ですが、残念ながら微生物は私たちの目に見えません。手洗いの効果を目で確認することができないので、どの方法・手順であっても根拠に基づいて作成された手洗い手順を守らなければ意味のないものとなります。

「殺菌」とは

　殺菌とは、対象物に存在している微生物を殺すことですが、この用語には殺す対象や殺した程度は含まれていません。すべての微生物を殺した状態も半分位の微生物を殺した状態も「殺菌」を行ったと表現されます。完全な無菌状態を保証する言葉ではありません。

「消毒」とは

　消毒とは対象物に存在している病原性微生物をヒトに害のない程度まで減らすか感染力を失わせるなどして、無害化させることです。消毒の手段として殺菌が行われることもありますが、病原性をなくす方法は殺菌には限られませんので、滅菌とも殺菌とも異なるという意味で使い分けられます。

1 手洗いは殺菌ではない

　微生物を殺す方法は、対象となる微生物とそれを殺す程度によって、目的の微生物（病原体）を無害な程度まで殺す「消毒」と、すべての微生物を殺してしまう「滅菌」の2つに分けられます。微生物が熱に弱いという性質を利用すれば、65～100℃の加熱殺菌でほとんどの病原体を殺菌する効果が、圧力をかけて120℃以上に加熱すればすべての微生物を殺してしまう滅菌の効果が得られます。しかし、病原微生物を取り除くといっても、手にこうした加熱の手法を採用するわけにはいきません。

　また、微生物を殺すには化学物質を用いる方法もあります。消毒剤や殺菌剤の使用です。しかし、こうした薬剤の多くはもともとが物を対象に開発されたものであり、人体に対しては無害で病原微生物にだけ選択的に作用するものではありません。

　確かに殺菌効果の高い手洗い用の薬剤もありますが、日常的に1日に何回使用しても私たちの身体に影響のない化学的方法は、まだ十分に確立されていません。私たちの実施する手洗いは高度の殺菌ではないのです。

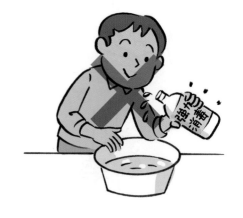

※濃い次亜塩素酸水溶液等で手を消毒するなど決して行わないでください

2　食品取扱者の手洗いは医療の手洗いと異なる

　手洗いは医療の現場で感染予防の観点から開発、完成されてきました。とりわけ手術時には無菌操作が求められるため、健康人に常在している無害の菌（常在菌）までを取り除く厳しい手洗いが求められます。

　私たち食品分野の手洗いは、これまでに医療分野の手法を大いに参考にし、それなりに効果を上げてきたことも確かです。しかしながら、手から微生物を取り除くという基本は同じでも、食品分野では常在菌の排除までを求めません。外部から来て一時的に汚染した病原微生物を取り除くことができれば目的は達せられます。無菌にするとか、そのために強力な消毒剤や殺菌剤を使う必要はないのです。

「滅菌」とは

　滅菌とは対象物に存在しているすべての微生物を完全に死滅させるか除去することです。対象物からすべての微生物を「殺菌」または「除去」したと表現されることもあります。日本薬局方では微生物の生存する確率が100万分の1以下になることをもって、滅菌と定義されています。

「常在菌」とは

　常在菌とはヒトの身体に日常的に存在する微生物のことで、通常、ヒトが健康なときには病原性を示さず共生の状態にあり、ほかの病原菌の侵入を防ぐなどの利益を与えています。しかし、身体の細菌に対する抵抗力が低下すると感染の原因になるなどの不利益をもたらすこともあります。

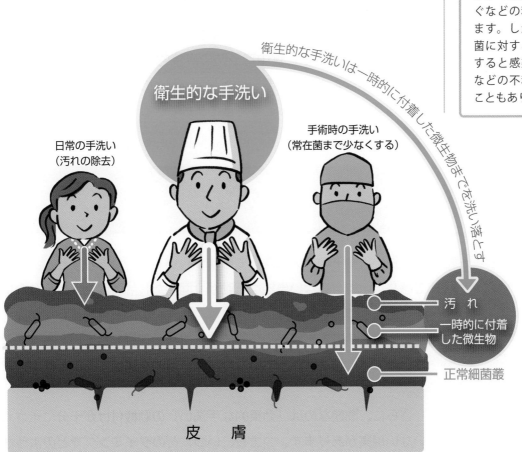

どこまで洗う？　手洗いのレベルと汚れ・一時的に付着した微生物・常在菌との関係

③ 食品を取り扱う人の手洗い

　私たちの手は病原微生物を付着させてしまう危険性が常にあることを意識して、食品を取り扱うことを業とするものは適切な手洗いを日常的に行う義務があります。

　手の病原微生物は一時的に付着したものですから、これを落とすことが可能です。私たちの手洗いの目的は、殺菌でもなければ消毒でもありません。病原微生物を取り除くことです。それは基本的には**手洗い用石けんと流水で物理的に洗い流すこと**で目的は達せられます。食品を取り扱う現場では定められた食品添加物以外の化学物質をできるだけ使用しないことにもつながります。

　本書に示した手洗いの基本操作は、これを正確に実施するには確かにある一定の時間がかかります。しかし、これを行わなければ一時的にでも汚染された病原微生物は落とせないのです。少なくとも作業の開始前や特に用便後には手抜きをしてはいけません。数十秒の短い衛生管理がその後の事故を防いでくれます。手洗いは食品を製造したり加工調理する工程で欠かすことのできない一過程と位置付けることが重要です。

　HACCP による衛生管理では、手洗いは一般的衛生管理プログラムに位置付けされますが、食中毒予防の直接的な管理という観点からみれば、手洗いはまさに「重要管理点」であり、これを守るか守らないかは「管理基準」に相当すると考えることもできるでしょう。

④ いつ、手を洗うのか？

　手洗い行動そのものは決してむずかしいものではありません。必要性を感じ、困難さもない単純な行動が「面倒だ」、「時間をかけられない」を理由としてできていないとすれば、手洗いの必要性を正しく認識・理解していないことが最大の欠陥です。また、理解をしていても適切な手洗いができる環境が整っていなければ、目的を達成することはできません。

　さらに、問題なのは「効果的な手洗い」の動機付けが十分に示されていない現実があります。つまり、いつ、どのタイミングでどのような方法（手順）で行うかが明確に示されていないと「面倒だ、時間がない」

との理屈で回避してしまう、あるいは形式だけの、効果のない行動になってしまいがちです。手を洗わないのは論外ですが、逆に根拠のない頻回の手洗いは無意味ですし手荒れの原因にもなり、作業効率からも勧められるものではありません。

　手洗いのタイミングとそれぞれの場面での手順が、手洗い効果を得るきわめて大切なポイントです。たとえば、１日の作業開始前や用便後には必ずこの手順でとか、生食肉を素手で扱ったときはただちにこの方法、生野菜を扱った後、以後加熱調理工程のない調理品を扱う前にはこの手順でと手洗いの基準を設けることが必要です。

　原則をはずさずに、実行しやすい決まりを作り、それを必ず守ることはなにも食品衛生管理に限ったことではありませんが、このやさしいと同時にむずかしい行動を手洗いから実践してください。

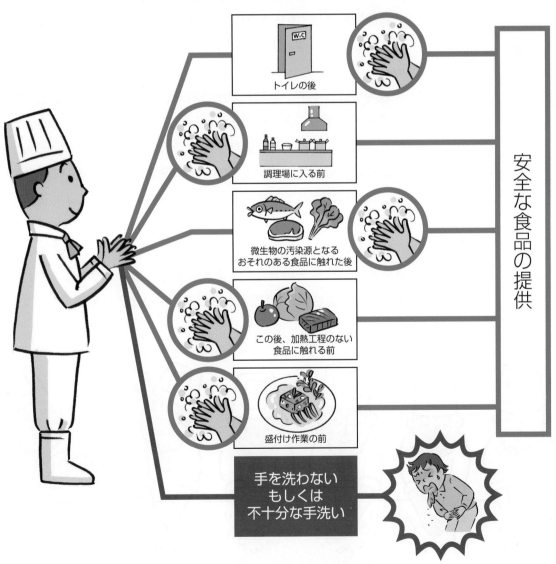

いつ、どのタイミングで手を洗うのか

5 手洗いの実践で注意しなければならないこと

（1）「洗った」つもり、でも「洗えていない」

　人は食品を摂取することにより健康な体を維持しています。つまり、健康を維持するためには安全な食品を摂取することが不可欠です。

　安全な食品を提供するために、食品取扱者は自らの健康を維持し、製造（調理）工程ごとのリスクを十分認識して製造（調理）作業に従事しなければなりません。なかでも、食品製造（調理）作業を行う手指や設備・器具等の清潔維持はとても重要です。

　特に手が汚染されていると、手を介して設備・器具、さらには扱う食材をも汚染してしまう可能性があります。また、その反対に食材を介して手が汚染されることもしばしばあります。

　食品取扱者は「手を洗う」ことを十分に理解されていると思いますが、残念なことに「個人流儀」がかなり入り込んでしまっていることが多くみられます。

　職場には「手洗い手順」が示されていると思いますが、重要なことは全員がその手順に従い確実に手洗いを実施しているかどうかということです。手順に従わず不十分な手洗いで済ませてしまっている人が1人でもいると、ほかの人がいくら完全な手洗いを実施していても施設・器具や食品が汚染されてしまいます。その結果は火を見るよりあきらかで、「食中毒」を起こしてしまいます。

　つまり、99人の従業員が完全な手洗いを実施していても、たった1人が不十分な手洗いをしてしまえば事故につながってしまうということなのです。まさに、「蟻の穴から堤防も崩れる」状態といえます。

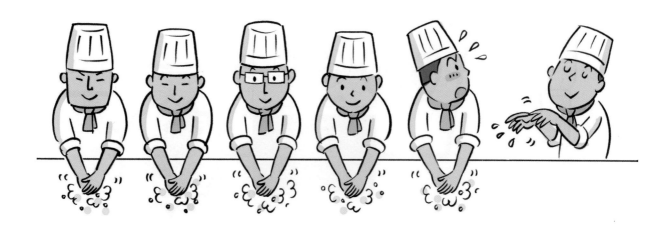

（2）食中毒事故を起こしてしまうと

　事故を起こしてしまうと、営業停止・営業禁止といった結果を招いてしまいます。その間、従業員にとっては生活の糧が得られなくなる可能性が生じるなど、事故の原因を作った人だけではなく、すべての従業員、ひいては会社全体に影響を及ぼす結果となります。営業を再開しても、利用者の信頼が戻らず廃業の憂き目に遭う可能性もあります。

　このような事態に陥らないためになにをすべきか、おのずとご理解いただけると思います。

　たとえば、あなたが手術を受けると仮定して考えてみましょう。主治医から「手術中は手袋を着用するし、術後に抗生物質を投与するので、手をざっと洗っただけで手術を行いますが心配しないでください」と治療方針を説明されたとしたら、あなたは安心して手術を受けることができますか？

　これを、食品を提供する場面に置き換えてみましょう。「手をざっとしか洗っていませんが、調理中は手袋を着用しましたし、十分に加熱調理を行いましたので安心して食べてください」と提供された食品を、あなたは安心して食べることができますか？

　安全な食品を提供することは、相手に全幅の信頼を持って安心して食べていただくための絶対条件です。

　「たかが手洗い、されど手洗い。」

　手洗いをおろそかにした結果、起きてしまった事故が後を絶ちません。もう一度原点に立ち返り、「基本の基」である手洗いの重要性を再認識してください。

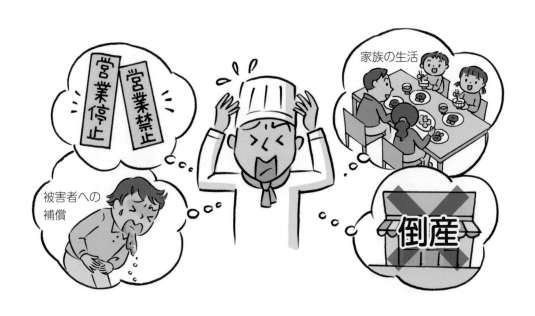

Ⅲ 手洗い設備を整える

手を清潔にするための手洗い設備が汚れていたり、使いづらい場所にあったり、物などが置かれて使えないような状態では、手洗いもなおざりになってしまいます。

手荒れに配慮した洗浄剤および消毒剤を準備し、手を洗う際に温水が使用できるなど、手を洗うことが負担にならないように設備を整えることは手洗いの励行にもつながります。

また、食品取扱者が複数人従事する調理場では、作業開始前など一度に集中する人数に対し必要な数の手洗い設備がないと、手洗いを十分に行えなかったり、作業効率が低下するなどの問題も生じます。衛生的な手洗いの実行を日常的な習慣とするために、手洗い設備を整えましょう。

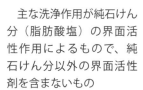

石けん ？

主な洗浄作用が純石けん分（脂肪酸塩）の界面活性作用によるもので、純石けん分以外の界面活性剤を含まないもの

複合石けん ？

石けんに合成洗剤を配合したもの

合成洗剤 ？

工業的に化学合成された界面活性剤を用いた洗浄剤

〔参考文献〕
1）古田太郎：フレグランスジャーナル，(9)，60-64，1993．
2）境美代子ら：INFECTION CONTROL，5（6），98-103，1996．

1 手洗いに適した手洗い用洗浄剤

ひとことで手洗い用洗浄剤といっても、固形のものや液体のものなど、さまざまな洗浄剤が市販されています。洗浄剤の成分としては**石けん**、**複合石けん**、**合成洗剤**の３種類に分類することができます。また、手指の消毒のためにアルコール製剤や、逆性石けん（塩化ベンザルコニウム）、ポビドン・ヨードなども使用されています。

では、調理場で使用する手洗い用洗浄剤は、どのような基準で選択すべきでしょうか。調理場で使用する手洗い用洗浄剤を選択する際に配慮すべきポイントをまとめました。

（1）洗浄剤の選択

① 手に付着した汚れや細菌・ウイルスを効果的に除去できるもの

昨今ではノロウイルスなど少ない数の微生物により発症する食中毒が増加していることから、十分な洗浄効果が得られる洗浄剤を選択することが望まれます。逆性石けん単体による手洗いは、殺菌を目的としたものであり十分な洗浄効果が得られるものではありません。

② 洗浄剤自体に微生物が混入して汚染を拡大することがないもの

洗浄剤自体が細菌やウイルスに汚染されやすい配合のもの[1]や、使用方法により汚染リスクが高くなる洗浄剤は避けるべきです。

石けんは合成洗剤より細菌の生残性が低いことから、洗浄剤自体の汚染防止に効果があります[2]。ただし、固形石けんは多数の人が触れるため汚染されやすく、調理場での使用には適しません。液体石けんを使用

しましょう。

　希釈を必要とする洗浄剤や、つぎ足しして使用するディスペンサーでは、その操作の過程で微生物汚染が起こりやすくなります。希釈を必要としない洗浄剤でかつ使い捨て（ディスポーザブル）タイプの容器を選択すると、より安心して使用することができます。

③　食品の風味を損ねる香料が配合されていないもの

　洗浄剤にはかんきつ類やフローラルなどの香料が配合されたものが多く市販されています。これらの洗浄剤は手に香りが残り、調理した食品にも移り香として付着し、食品の風味を損ねるおそれがあります。調理場で使用する洗浄剤は香料を使用していないものを選択しましょう。

> **洗浄剤の容器について ❓**
>
> 　液体洗剤などをストックし、上部を軽く押すなど簡単な操作で洗剤を放出する簡易型洗剤容器をディスペンサーといいます。
> 　また、洗浄剤の詰め替えをせず使い捨てるものをディスポーザブルタイプといいます。

（2）消毒剤の選択

　石けんによる手洗いにより、汚れおよび細菌やウイルスの大部分を除去することができますが、念入りに洗浄したつもりでも、意外と洗い残しがあります。二度洗いをしたり、消毒剤を使用すれば、それを補完することができます。

　手指の消毒にはアルコール製剤が一般的に使用されています。アルコールは速乾性があり、優れた消毒効果があります。しかしながら、ぬれたままの手に直接噴霧したり、使用量が少ない場合は、十分な消毒効果が得られません。使用前には十分に水分を拭き取り、適量を手に取って、まんべんなく擦り込みましょう。

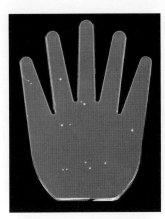 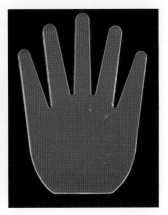

石けんによる洗浄後　　　アルコールによる消毒後

まとめ　　洗浄剤の選択

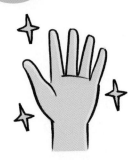 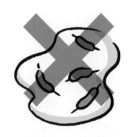 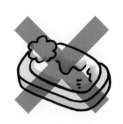 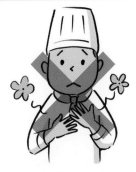

十分な洗浄効果が得られるもの　　微生物による汚染がないもの　　固形石けんは汚染されやすいため使用しない　　香料が配合されていないもの

2 アルコール消毒の効果について

　アルコール消毒のノロウイルスに対する消毒効果は、ほかの細菌と比較し効果が劣ります。そのため、ノロウイルス食中毒予防として手指の消毒を次亜塩素酸ナトリウムで実施されていることがありますが、次亜塩素酸ナトリウムは皮膚への刺激が強く手荒れを悪化させるため、よい方法とはいえません。

　現在は、アルコール製剤に添加物を加えることでノロウイルスの不活化効果を高めたアルコール製剤も多く市販されています[3]。このようなアルコール製剤の使用を検討するとよいでしょう。

3 手洗い設備

（1）必要備品について

　食品取扱施設等における手洗い設備は下記のように求められています（「食品衛生法施行規則 別表第17、19、大量調理施設衛生管理マニュアル（平成9年3月24日衛食第85号別添）」より）。

- ① 手指を洗浄消毒する装置を備えた流水式手洗い設備が必要な個数あること
- ② 水栓は洗浄後の手指の再汚染が防止できる構造であること
　手洗いに適切な以下③～⑥が備えられ常に使用できる状態である
- ③ 石けん液
- ④ 爪ブラシ
- ⑤ ペーパータオル
- ⑥ 消毒剤

　給水栓や洗浄剤の容器を直接、手で操作する構造の設備は、手が触れる場所を介して二次汚染につながる可能性があります。

　より衛生的に手を洗うためには、感知式の設備等で、コック、ハンドル等を直接手で操作しない構造が望ましいといえます。

〔参考文献〕
3）松村玲子ら：殺ウイルス性アルコール系手指消毒剤の有効性評価，防菌防黴学雑誌，41（8），421-425，2013.

（2）設置場所の注意

　手洗い設備は、各作業場区域の入り口近くに設置する必要があります
が、手洗い設備と食品の取扱場所が近いと手洗い時の洗浄水が食品に飛
散し、食品を汚染することが考えられます。このような場合、汚染防止
対策として、手洗い設備にステンレス板を設置する等、洗浄水の飛散を
防止する工夫が必要です。

（3）望ましい手洗い設備

❶ 手洗い用シンクは周囲に水が飛び散らないように、また、肘まで十
　分な手洗いができる大きさを確保することが望まれます。

❷ 手洗い用洗浄剤と手指消毒用のアルコールを設置します。手洗い用
　洗浄剤は利き手でない手で使用できるよう設置することが望まれま
　す（通常左側）。

❸ ペーパータオルは、下から引き出せるタイプのホルダーに入れて設
　置することが望まれます。

❹ 使用後のペーパータオルの廃棄容器は、足踏み式で開くフタ付きの
　ものが望まれます。

❺ 給水栓は、手指が触れないで操作できるセンサー式、足踏み式、肘
　押し式等で、温水が出るものが望まれます。

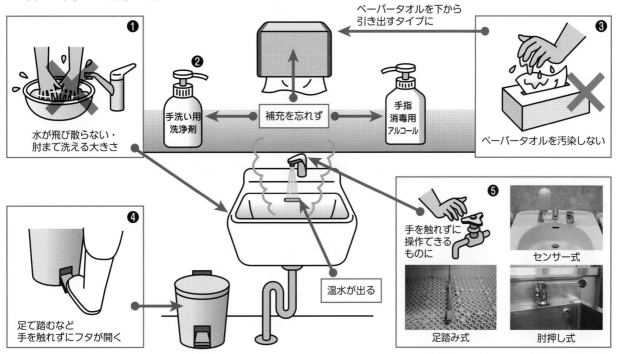

「不顕性感染」とは

　病原微生物に感染しても、症状が出ないことがあり、これを不顕性感染といいます。
　症状はなくても便中には病原微生物が排出されており、感染者は自覚がないため気づかないうちに食品や環境を汚染してしまいます。

4　専用トイレの設備

（1）病原微生物によるトイレの汚染

　私たちの便の中には健康時でも1グラムあたり約10兆個の細菌が含まれています。また、ノロウイルスに感染し、発症した人の下痢便の中には多くの場合、1グラムあたり10億個以上、少なくとも100万個程度のウイルスが含まれているといわれています。

　ノロウイルスと同じカリシウイルス科に属するネコカリシウイルス（Feline Calicivirus:FCV、ノロウイルスとほぼ同じ粒子径）を使った実験では、市販のトイレットペーパー（ダブルタイプ）1枚および3、5、10枚を重ねて手に持ち、樹脂製のまな板上に置いたFCV液1.5mlを拭き取ったところ、いずれの場合も手指からウイルスが検出されたことが報告されています[4]。

　トイレはウイルスや食中毒細菌に汚染されています。

　ノロウイルス食中毒は、不顕性感染者が用便後、ウイルスが付着した手を十分に洗浄しないまま調理作業を行う場合や、感染者によって汚染されたトイレを調理従事者が使用し、食品取扱現場にノロウイルスを持ち込むことにより発生しています。

　このような食中毒の発生を防止するためには、トイレの汚れを食品取扱現場に持ち込まない対策が必要です。そのためには、不特定多数が使用するトイレとは別に調理従事者専用のトイレを用意することが望ましいといえます。

（2）トイレ使用時の注意点

　トイレを使用するときは、以下の点に注意しましょう。

① 調理衣、前掛け、帽子、履き物を脱ぎ、トイレ専用の着衣・履き物に着替える
② 用便後、トイレ内の手洗い場で手洗い・消毒を行う
③ 調理衣、帽子を着用し、靴を履く
④ 調理場に入る前に、もう一度手洗い、消毒（アルコールで）を実施する

　トイレの手洗い設備にも、3）手洗い設備 で示したように必要な備品をそろえておきましょう。

〔参考文献〕
4）東京都健康安全研究センター：手指を介したノロウイルス汚染の拡大と手洗い等手指衛生によるノロウイルス除去効果に関する検討,「ノロウイルス対策緊急タスクフォース」最終報告, 79-84, 2010.

Point　トイレの使い方

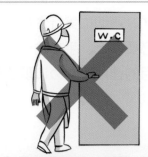

❶ 調理作業時の服装（調理衣、前掛け、帽子、履き物）のままでトイレに入室しない

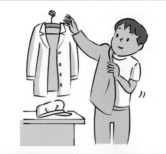

❷ 調理衣はトイレ前室で脱ぎ、トイレ専用着衣・履き物に着替える

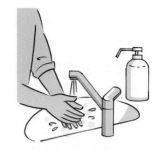

❸ 用便後、身支度する前に必ず手を洗い、消毒する

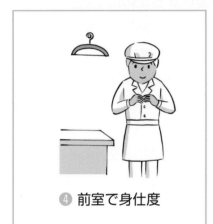

❹ 前室で身仕度

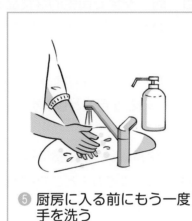

❺ 厨房に入る前にもう一度手を洗う

● トイレは汚染区域です。調理衣のままトイレに入ると、調理衣に汚染物質を付着させ調理場に運んでしまうことになります。
トイレ専用の着衣を準備することが望ましいですが、準備がない場合は調理衣、前掛けを外し、トイレ専用の履き物に履き替えましょう。

※和式水洗トイレは水流の勢いにより、周囲に微生物を含んだ水滴が飛び散る範囲が広くなることがあります。水圧を工夫しましょう。また、洋式の水洗トイレでは、使用後にフタを閉めてから水を流しましょう。

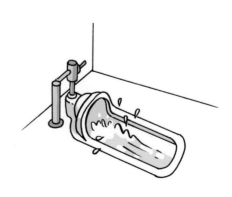

Ⅳ 日食協が推奨する衛生的な手洗い

　食中毒予防には手洗いが最も重要であるということは広く食品取扱者に認識されています。調理施設における手洗い方法は、『大量調理施設衛生管理マニュアル』等に標準的手順が示されています。しかしながら、調理現場において正しく理解されず、適切に実行されていないことがみられます。そこで、なぜ手を洗うのかという手洗いの必要性と、手を洗うことによって手をどのような状態にするのかという目的を設定し、その目的達成のために現状考えうる有効な手洗い方法について検討・確認しこれを「衛生的な手洗い」としました。

1 日食協が推奨する衛生的な手洗いとは

（1）目　的：安全で衛生的な食品を提供するために
　環境および食材やヒト自身から手指に付着した病原微生物＝通過菌、特に少量でも食中毒を引き起こす腸管出血性大腸菌 O157、サルモネラ、カンピロバクター等の菌およびノロウイルスを効果的に洗い落とす（排除する）ことを目的とします。

（2）条　件
　① 食品衛生指導員らが根拠に基づいて手洗いの指導を行えること
　② 基本的に、誰でも・どこでも実行できること
　③ 手荒れを起こしにくいこと

2 検証でわかったこと

（1）洗い残しの多い部分
　次ページの図1は、蛍光ローションを用いて、洗い残しの多い部分について検証を行った結果です。指先や指の間・股、手のひらのシワ（溝）、爪下（爪と皮膚の間）および爪の甘皮の部分は洗い残しが多い部分です。そのほか、親指の付け根のふくらみ（拇指球、写真内の赤丸で囲んだ部分）も洗い残しが多くみられました。この部分は指先と同様に用便後の処理で汚れが付着しやすい部分でもあります。また、被験者に共通して手首の同じ箇所に洗い残しがみられます（写真内の白丸）。
　これらの写真を重ね共通して洗い残しが多い部分を抽出し、イラストにまとめたものが「図2　洗い残しが多い部分」です。

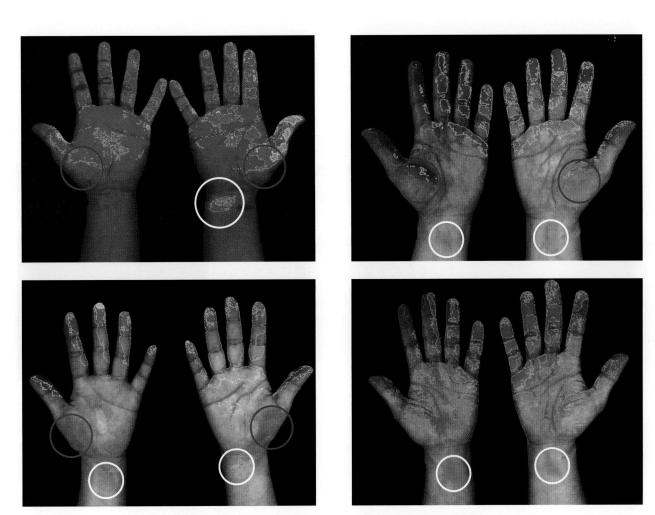

図1　蛍光ローションを用いた洗い残し検証結果

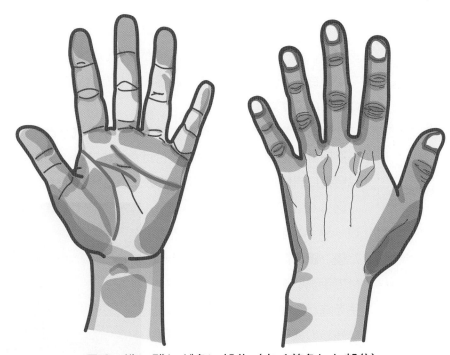

図2　洗い残しが多い部分（赤く着色した部分）

（2）なぜ爪を切り、腕時計や指輪をはずさなくてはならないか

一般的に、手を洗う前には「爪を切り、腕時計や指輪をはずすこと」とされています。これは洗い残しがないようにするための準備ですが、付けたまま手洗いをした場合等、実際にどのように洗い残しが生じるのか検証を行いました。

① 爪下と爪周辺の洗い残し

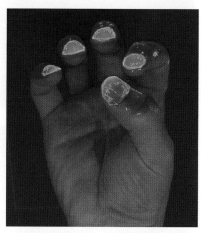

図3 爪下・爪周辺部の洗い残し

図3は爪下（爪と皮膚の間）と爪周辺の洗い残しの様子を撮影したものです。爪にはそもそも蛍光物質が含まれているため全体に薄く白色に光っていますが、爪下や爪周辺はより白く光っているのがわかると思います。これは蛍光ローションが多く洗い残されているためです。また、手のひらおよび甲と比較して各指のATP数値（p.49参照）の合計値が高い結果となり、手のひらおよび甲と比較して爪下の方が洗い残しやすいことがわかりました。

手洗い後の洗い残しは爪や指先が最も多いとの報告があり[5,6]、細菌の検出率は爪下や爪周辺でほかの部位よりも有意に多く、菌種としては表皮ブドウ球菌やコリネバクテリア属菌、酵母様真菌というような皮膚常在菌、シュードモナス属菌を含むグラム陰性桿菌などの、一過性に皮膚に付くが容易に洗い流すことのできる通過菌とよばれる細菌群がみられることが報告されています[7]。また、爪が長いほど菌数が多い傾向があり[8]、爪先端部分は構造上汚染が除去しにくいことから、爪は深爪しない程度にできるだけ短くし、手を介した食品の微生物汚染を防ぐ必要があるのです。

② 腕時計や指輪、絆創膏を付けたまま手を洗うと…

腕時計や指輪、絆創膏などを付けたままでは、洗い残しが生じることは容易に想像できますが、実際どのように残るか検証を行いました。

図4のように手に手洗い蛍光ローションをまんべんなく塗布した後、腕時計や指輪、絆創膏を付けて手洗いを行いました。丁寧に手を洗った後、装身具をはずし洗い残しの様子を記録したものが図5です。

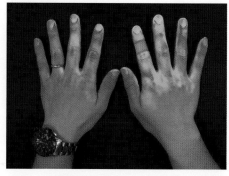

図4 蛍光ローションを塗布した後装身具を装着

〔参考文献〕
5) 山口雅子ら:効果的な手洗い指導法の検討,大学教育実践ジャーナル,4,9-16,2006.
6) 仲宗根洋子ら:洗い方と洗い残しの結果からみた看護者の手洗い法の特徴-看護教員と他の教員との比較-.沖縄県立看護大学紀要,2(2),18-27,2001.
7) Price PB : Bacteriology of normal skin: a new quantitative test applied to a study of the bacterial flora and the disinfectant action of mechanical cleansing, J Infect Dis, 63, 301-318, 1938.
8) 五十嵐孝ら:看護師を対象とした手の爪下の菌に影響する因子についての研究, Journal of Healthcare-associated Infection, 5, 52-58, 2012.

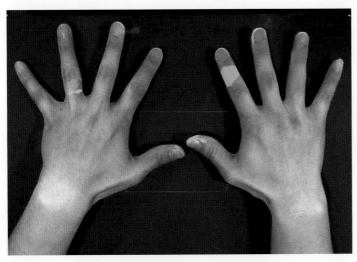

図5　装身具着用による洗い残し

　結果は装身具・絆創膏の形通り洗い残されています。

　指輪の下の皮膚は、指輪をしていない指の同じ皮膚部分に比べて、微生物の定着が激しいことがいくつかの研究で証明されています[9]。病院での事例となりますが、ある研究では看護師の40％が指輪の下の皮膚にグラム陰性桿菌（大腸菌など）を付着させており、看護師によっては同じ菌を指輪の下に何か月も保菌していたことが指摘されています[9]。

3　手洗いの効果を十分得るために

　手洗いを行う前に、次のことを確認しましょう。

① 洗い残しが多い部分を確認しましょう。手は複雑な形状と起伏を持っているため洗い残しやすいという認識を持ち、適切な手洗い動作が実行できるように習慣付けましょう。

② 爪を深爪にならない程度に短くし、腕時計や指輪等の装身具をはずしましょう。マニキュアも取ります。

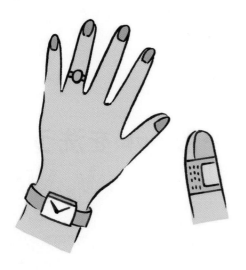

③ 手指に傷や手荒れがないか確認します。傷がある場合は、原則として調理作業に従事しないことが望ましいですが、従事する場合は適切に傷を手当し、十分な手洗い後に使い捨て手袋を着用しましょう。

〔参考文献〕
9）医療現場における手指衛生のための CDC ガイドライン

25

ここでは、基本の手洗い手順を一覧に示しています。手洗い動作の流れをしっかりおぼえてください。

1

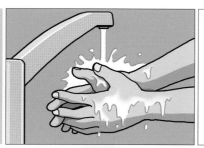

流水で手を洗う
流水で手を洗い、手に付いた汚れを落とす。

2

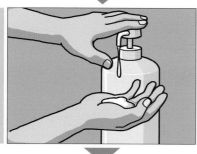

洗浄剤を手に取る
手の表面全体を洗うのに十分な量の洗浄剤を
手に取る。

3

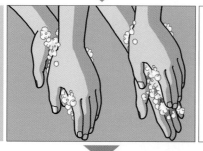

手のひら・指の腹面を洗う
洗浄剤をよく泡立て、手のひら、
指の腹面を擦り合わせて洗う。

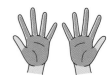

洗う箇所

4

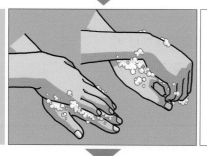

手の甲・指の背を洗う
反対側の手のひらで手の甲・指
の背を擦り洗いする。

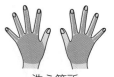

洗う箇所

5

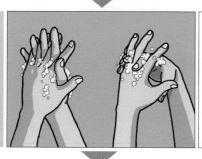

指の間（側面）・股（付け根）を洗う
指の間・股の部分を1本ずつ意
識して丁寧に洗う。

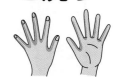

洗う箇所

6 親指・拇指球を洗う

反対の手で握った親指を回転させて洗う、拇指球（親指の付け根のふくらみ）も忘れずに。

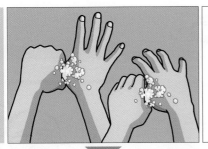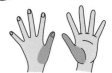

洗う箇所

7 指先を洗う

指先を反対側の手のひらに押し付け擦り洗いをする。

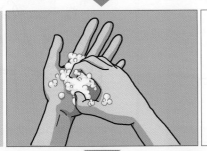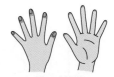

洗う箇所

8 手首を洗う

反対側の手のひらで、洗い残しのないように手首をまんべんなく擦る。

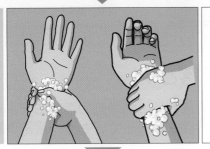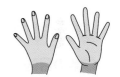

洗う箇所

9 洗浄剤を十分な流水でよく洗い流す

流水で泡を洗い流し、すすぎます。

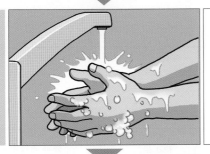

10 手を拭き乾燥させる

使い捨てペーパータオル等で水分を拭き取り、乾燥させる。

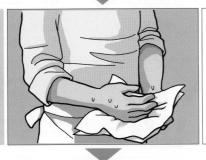

11 アルコールによる消毒

手のひらを上に向け指を折り、爪下・甘皮に直接アルコールをかけてから、手全体にアルコールを擦り込む。

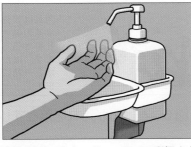

☆２度洗いが効果的です。２〜９の手順を繰り返して行いましょう。

27

流水で手を洗う

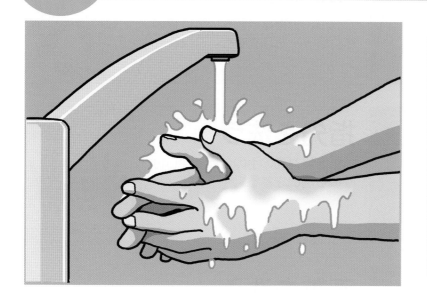

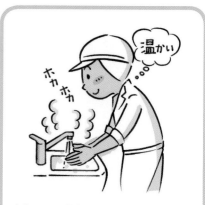

冷水による手洗いは、汚れの落ち具合が低下するほか、冬場の手洗いがおろそかになりがちです。温水が使用できる手洗い設備が望ましいといえます。

▶ ## 流水で手を洗い、手に付いた汚れを落とす。

作業の目的と注意点：手に付いている汚れを流水で落とし、洗浄剤の泡立ちをよくします。このとき、泡立ちが悪い場合は水で流して、もう一度洗浄剤を付けて十分に泡立てましょう。

 ### なぜ初めに水洗いをするの？

石けんの洗浄力は界面活性の働きによるものですが、石けんが一定以下の濃度で薄過ぎるときには界面活性の働きが弱く、十分な洗浄力を持ちません。石けんの濃度の目安になるのが泡立ちです。泡立ちがよいということは洗浄力があるという目安になります。

石けんを泡立てるには水分が必要ですので、まず、水で濡らしますが、このとき、手に付いているほこりや油分を洗い落とすことによって、より石けんの泡立ちがよくなります。

水洗いで落とせない程度に多く油汚れが付着している場合は、一度石けんを付けて油汚れをある程度洗い落としてから、再度石けんを付けよく泡立てて洗うようにしましょう。

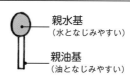

親水基（水となじみやすい）
親油基（油となじみやすい）

界面活性剤は水となじみやすい親水基の部分と、油になじみやすい親油基の部分をあわせ持っています。

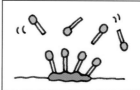

親油基が汚れに吸着します。汚れを界面活性剤がおおうと、汚れの表面は親水基におおわれた状態になります。

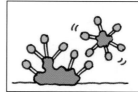

汚れは表面をおおう親水基の働きで水の方へと引っ張られてはがれます。はがれた汚れは水と一緒に洗い流されます。

図6　石けんが汚れを落とすしくみ

手順2　洗浄剤を手に取る

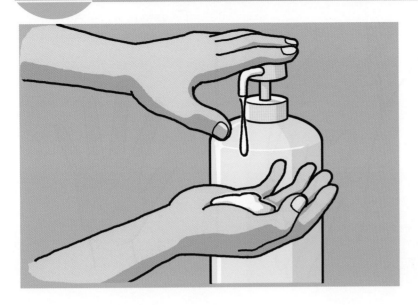

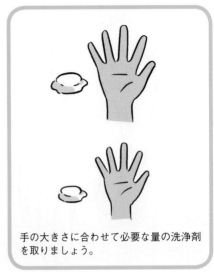

手の大きさに合わせて必要な量の洗浄剤を取りましょう。

▶ **手の表面全体を洗うのに十分な量の洗浄剤を手に取る。**

作業の目的と注意点：水だけの手洗いでは、手に付着している汚れや微生物を十分に洗い落とすことができません。調理作業に従事する際には、必ず洗浄剤を用いて手を洗うことを習慣付けましょう。

ポイント　なぜ、石けんで手を洗わなければいけないの？

　ノロウイルスの代替指標としてネコカリシウイルスを手指に付着させ実施された手洗い効果の検証では、流水により15秒すすいだ場合に手に残存したウイルスの量は約1/100でしたが、石けんを泡立てて行った手洗いでは残存するウイルスの量が約1/1,000となり、泡立てることにより物理的な除去効果が高まったという報告がされています[10]。流水のみの手洗いでもウイルスは減少しますが、仮に100万のウイルスが付着していた場合は1万のウイルスが手に残存してしまうわけですので、石けんを用いることで除去効果を高めましょう。

ポイント　消耗品の補充

　洗浄剤等の消耗品は、ついうっかり補充を忘れてしまい、使うときに"ない"ということが起こらないように注意しましょう。
　また、洗浄剤や消毒剤の容器が詰まってしまい、必要な量が供給されなかったり、手の上に供給できず別の方向に飛び散ってしまったりということがないように定期的に確認しましょう。

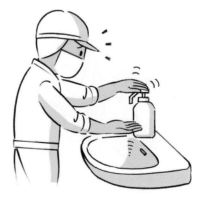

〔参考文献〕
10) 東京都健康安全研究センター：手指を介したノロウイルス汚染の拡大と手洗い等手指衛生によるノロウイルス除去効果に関する検討，「ノロウイルス対策緊急タスクフォース」最終報告, 80-83, 2010.

手のひら・指の腹面を洗う

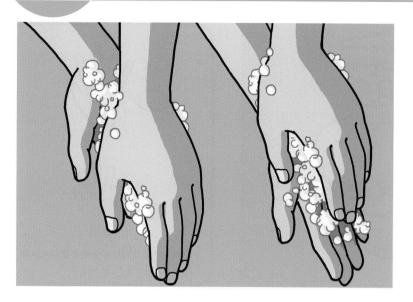

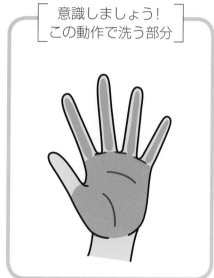

意識しましょう！
この動作で洗う部分

▶ **洗浄剤をよく泡立て、手のひら、指の腹面を擦り合わせて洗う。**

作業の目的と注意点：いろいろな場所に触れている手のひら・指の腹面を最初に洗います。手のひらにはシワや凹みがあるので、洗い残しが生じないよう指を使って丁寧に洗いましょう。

ポイント 手洗い動作の見直し（①手のひらの凹み）

　最初に手のひらと指の腹面から洗い始めますが、この後、手のひら・指の腹を使って手指の各部分を洗っていくことになりますので、ここで十分に石けんを泡立てましょう。左下図のように「指を交差させて擦り合わせる」動作では指の腹の部分が洗えず、また、擦れる範囲が限られてしまい、手のひらのシワや凹みを十分に洗う動作となりません。

　手のひら・指の腹同士をしっかり合わせて擦りましょう。さらに、シワや凹みの部分は右下図のように、指を使い丁寧に洗いましょう。

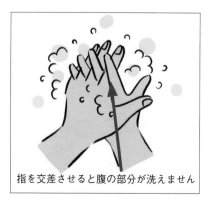

指を交差させると腹の部分が洗えません

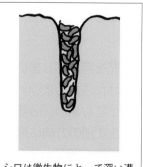

シワは微生物にとって深い溝

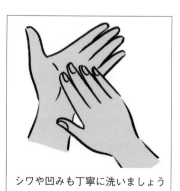

シワや凹みも丁寧に洗いましょう

手順4　手の甲・指の背を洗う

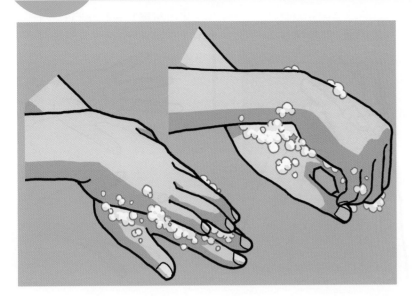

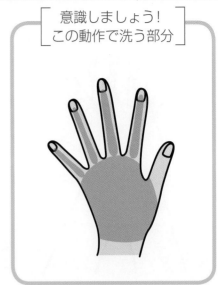

意識しましょう！
この動作で洗う部分

▶ **反対側の手のひらで手の甲・指の背を擦り洗いする。**

作業の目的と注意点：重ねた手のひらが手の甲の部分をまんべんなく擦っているか、また、指の根本から指先も洗い残しが生じないよう意識して手を動かしましょう。

ポイント 手洗い動作の見直し（②手の甲）

　手の甲・指の背・指の関節は反対側の手のひらを密着させまんべんなく洗えるように擦ります。
　指の背も洗い残しが多い部分です。左下図のように手指を重ね合わせると、指の背や小指や小指の付け根部分など擦れない部分（水色で着色した部分）が多くなります。
　指の背を洗うときは、指を軽く曲げ指の関節のシワを伸ばして、反対側の手のひらを密着させて擦りましょう。

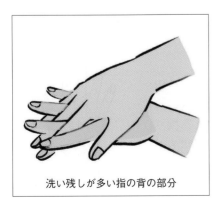

洗い残しが多い指の背の部分

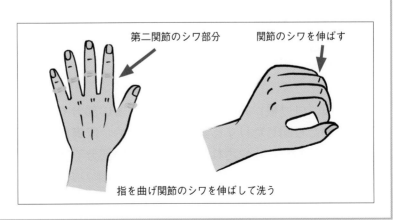

第二関節のシワ部分　　　　　関節のシワを伸ばす

指を曲げ関節のシワを伸ばして洗う

手順5 指の間（側面）・股（付け根）を洗う

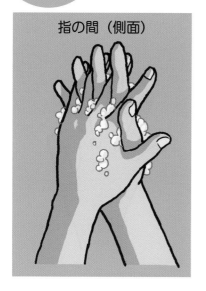

指の間（側面）

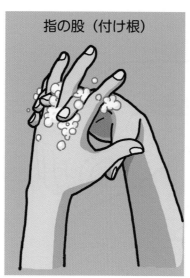

指の股（付け根）

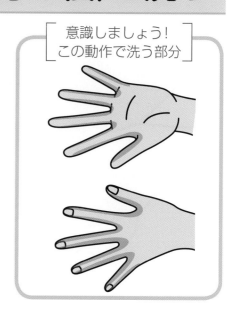

意識しましょう！
この動作で洗う部分

▶ **指の間・股の部分を1本ずつ意識して丁寧に洗う。**

作業の目的と注意点：指の間や股の部分は、非常に洗い残しが多い部分です。指を交差させて動かすだけでは十分に洗えていない場合がありますので、1本1本洗うことを意識して丁寧に洗いましょう。

ポイント 指の側面も忘れずに洗いましょう

指の間（側面）も、洗い残しが多い部分です。右イラスト（左）のように指を交差させて動かすと、指の根元に近いところには摩擦動作が及びますが、指先の方が十分に洗えていないことがあります（水色で着色した箇所）。

指1本、1本を反対側の手の指で軽く握り、側面を洗う動作を加えるとよいでしょう。

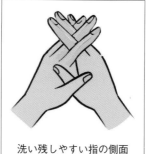

洗い残しやすい指の側面

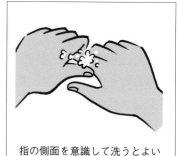

指の側面を意識して洗うとよい

指の股（付け根）の部分も洗い残しが多い部分です。この部分は、指を開いたり閉じたりする動作を行うため、皮膚がひだ状に折れる構造になっており、汗や汚れが溜まりやすい部分ですので、指先を凹みにあて丁寧に洗いましょう。甲側と手のひら側の両面から洗います。

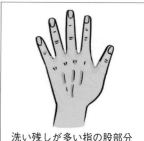

洗い残しが多い指の股部分

親指・拇指球を洗う

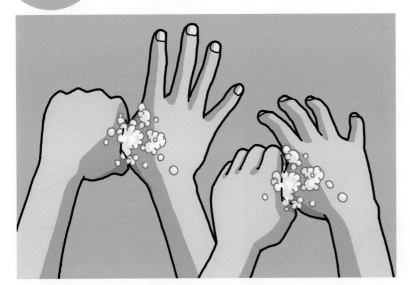

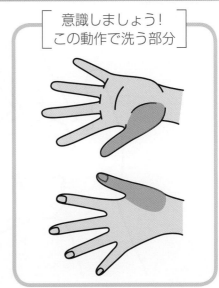

[意識しましょう！
この動作で洗う部分]

▶ **反対の手で握った親指を回転させて洗う、
拇指球（親指の付け根のふくらみ）も忘れずに。**

作業の目的と注意点：親指はうっかり洗い忘れてしまうことが多く、洗い残しが非常に多い
部分です。また、用便後の処理による汚染率の非常に高い部分でもあ
ります。

ポイント　**拇指球（親指の付け根のふくらみ）を必ず洗いましょう**

　指はさまざまなものに触れる部分ですので、汚れや微生物が付着しやすい箇所です。
　特に、用便後にトイレットペーパーを持ち拭き取る動作を行う際には、トイレットペーパーを通過
して微生物が指先に付着します。なかでも、親指の付け根はトイレットペーパーでおおわれないため、
直接ふん便に汚染されてしまうことが確認されています[11]。
　親指を洗った後は、必ず付け根の部分も洗いましょう。

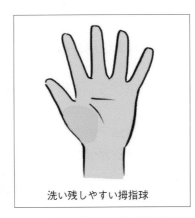

洗い残しやすい拇指球

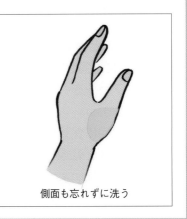

側面も忘れずに洗う

〔参考文献〕
11）長野県北信保健福祉事務所：トイレを起点とするノロウイルス汚染拡大の検証，
　　　http://www.pref.nagano.lg.jp/hokuho/gyomu/shokuchudoku/3gensoku.html

手順7 指先を洗う

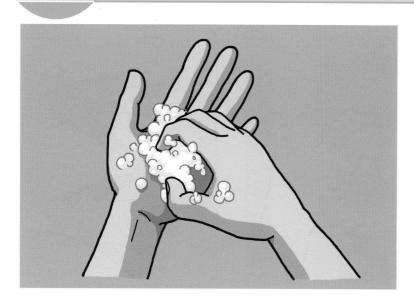

意識しましょう！
この動作で洗う部分

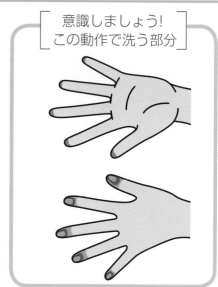

▶ **指先を反対側の手のひらに押し付け擦り洗いをする。**

作業の目的と注意点：ここまでの手洗い動作で、指の腹や背、間や付け根を洗うことはできましたがまだ指先は洗えていません。ここでは爪下や爪の甘皮部分を意識して洗いましょう。爪下を十分に洗うことはできませんので、必要に応じて爪ブラシの使用が考えられます。

ポイント 爪ブラシによる二次汚染に注意

　爪下に入った汚れの除去には爪ブラシの使用が有効ですが、爪ブラシは取扱いによっては細菌が増殖し、二次汚染の原因となってしまうことがあります。

　図6は、爪ブラシによる二次汚染について検証したものです。下の写真は、汚れに見立てた蛍光ローションを塗布した爪ブラシを使用して手指を洗浄した後の様子です。

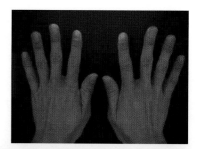

　手洗い前（写真上）と比較すると、指先が二次汚染されていることが確認できます。爪ブラシを使用する場合は次の点に注意しましょう。

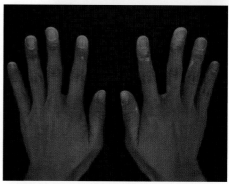

① 爪ブラシを共用しない：個人専用爪ブラシを用意しましょう。
② 衛生的に保管：使用後はしっかり洗浄・消毒し、吊るすなど乾燥しやすい状態で、ブラシが他のものに接触しないように保管しましょう。
③ 適宜交換：毛先が広がったもの、汚れがひどいものは新しいものに交換しましょう。

図6　爪ブラシによる二次汚染の検証

手順 8　手首を洗う

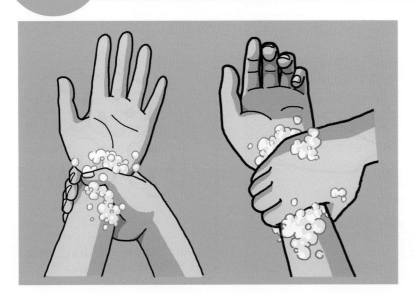

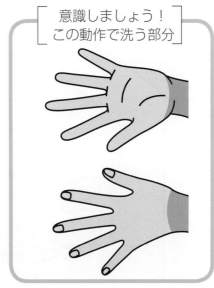

意識しましょう！
この動作で洗う部分

▶ **反対側の手のひらで、洗い残しのないように
手首をまんべんなく擦る。**

作業の目的と注意点：調理作業の中で手首はさまざまな箇所に触れる部分です。手指と同様
に十分洗う必要があります。また、調理用の作業着に着替える前や、
半袖の作業着で作業を行っている場合や肘まで使って作業を行う場
合は、手首から肘まで洗いましょう。

ポイント　手首の洗い残しに注意

　洗い残しの多い箇所を検証した結果（左図）、被験者に共通して手首に洗い残しポイントがあり
ました。手首を反対側の手で掴んでくるくる回すように洗う際に、掴んだ手のひらがあたる手首
の外側は洗えるのですが、手首の回し方が足りないと内側を洗い残してしまうのです（右イラス
ト）。
　掴んだ手首を一度離し、手首の内側に
も手のひらをあて洗いましょう。

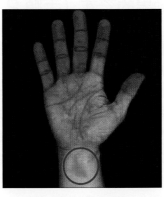

洗い残しの検証結果

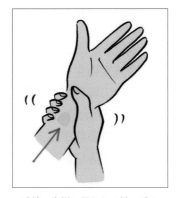

手首の内側に見られる洗い残し

手順9 洗浄剤を十分な流水でよく洗い流す

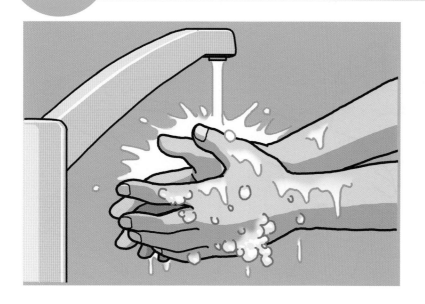

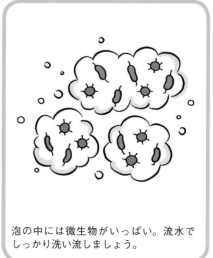

泡の中には微生物がいっぱい。流水で
しっかり洗い流しましょう。

▶ **十分な流水で泡を洗い流し、すすぎます。**

作業の目的と注意点：泡は手指からはがれた汚れや微生物を含んでいますので、流水でしっかり洗い流しましょう。「泡立て擦り合わせる時間が長いほど手指表面の細菌数は増加する。そのため泡立て擦り合わせる時間が長いほど、すすぎなどにより十分に細菌を除去する必要がある」[12] という報告もあります。

 すすぎ時間は十分に

　石けんを泡立て擦り洗いを行うと、手の表面に付いていた微生物だけでなく、シワや凹みなどに入り込んでいた微生物が表面に出てくるため、擦り合わせる時間が長いほど手指表面の微生物数が増加します。そのため、中途半端なすすぎでは、微生物がしっかり洗い流されず、かえって手の表面に広がってしまうことがあります。すすぎはしっかり行いましょう。

 2度洗いが効果的です（手順2から9までを繰り返す）

　平成25年10月、厚生労働省より、多発するノロウイルス食中毒予防対策を目的として「大量調理施設衛生管理マニュアル」の改正について通知されました（食安発1022第10号）。この中で、次の場合には手洗い手順を2回実施することとされています。
　① 作業開始前および用便後、② 汚染作業区域から非汚染作業区域に移動する場合、③ 食品に直接触れる作業にあたる直前、④ 生の食肉類、魚介類、卵殻等微生物の汚染源となるおそれのある食品等に触れた後、他の食品や器具等に触れる場合、⑤ 配膳の前
　ノロウイルスは培養できないので、その代替ウイルスであるネコカリシウイルスを用いた実験で2回の手洗いの有効性が実証されています[12]。また、10秒間の石けんによる手洗いを2回行うと、60秒1回の手洗い以上の効果が得られることが報告されています。

〔参考文献〕
12) 古田太郎：フードケミカル, 15 (6), 54-59, 2003.

手順10 # 手を拭き乾燥させる

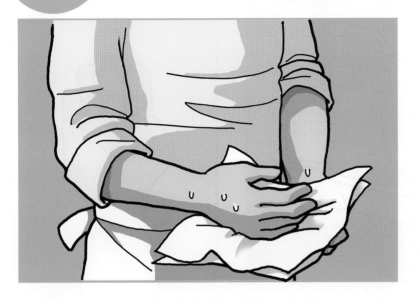

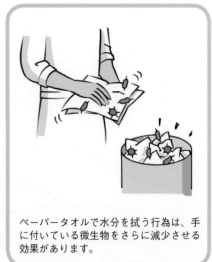

ペーパータオルで水分を拭う行為は、手に付いている微生物をさらに減少させる効果があります。

▶ 使い捨てペーパータオル等で水分を拭き取り、乾燥させる。

作業の目的と注意点：ペーパータオル等で拭く行為は、手に付いている微生物をさらに減少させる効果があります。また、手に水分が残っていると、次に行うアルコール消毒の効果が薄れるため、しっかりと手の水分を拭き取りましょう。

ポイント　ペーパータオルで拭うことでさらに微生物を除去

　流水ですすいだ後にペーパータオルで水分を拭き取り乾燥させると、すすぎ直後より手指に付着している微生物を減少させることがわかっています[13]。反対に、手洗い後、濡れたまま乾燥させていない手指は、微生物を容易に食品や調理器具に伝播してしまいます。ペーパータオルによる水分の拭き取りは手洗い手順における大切な一工程として実施しましょう。

　布タオルは微生物の温床となりやすく、共用して繰り返し使用すると、二次汚染の原因となります。日食協が実施した検証でも、蛍光ローションを塗った手を洗い、布タオルで拭いたところ、洗い残した蛍光ローションが布タオルに付着しました。次に、蛍光ローションを塗っていない人が手を洗い同じ布タオルで手を拭くと、蛍光ローションによる手指の二次汚染が確認されました。

ポイント　拭いた後も指先の微生物は多く残る

　爪下は細菌増殖の温床となっており[14]、丁寧に手を洗い、ペーパータオルで拭いた後も指先はほかの部位よりもあきらかに微生物が多く残ることが確認されています。爪下はペーパータオルで拭くことが困難なため水分除去が不完全となり、湿ったままの状態では微生物を二次汚染させるリスクが非常に高くなります。指先の水分をできるだけペーパータオルで吸い取るように意識して手を拭きましょう。

〔参考文献〕
13）池原弘展ら：石けん手洗い後にペーパータオルを用いた乾燥方法の除菌効果の検討, UH CANS, RINCPC Bulletin, 18, 2011.
14）山本恭子ら：手洗い過程における手指の細菌数の変化から見た有効な石鹸と流水による手洗いの検討, 環境感染誌, 17, 2002.

アルコールによる消毒

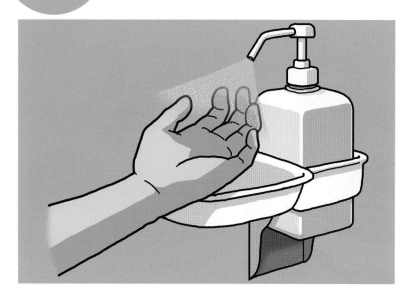
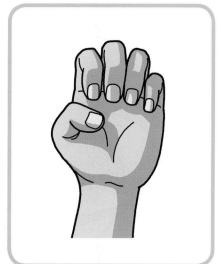

▶ **手のひらを上に向け指を折り、爪下・甘皮に
直接アルコールをかけてから、手全体にアルコールを擦り込む。**

作業の目的と注意点：指先（特に爪下・爪の甘皮）、親指と親指の付け根、手のひら、甲、
指の間、手首までアルコールをよく擦り込み、手に残っている微生物
を殺菌消毒します。

 衛生的な手洗いの仕上げはアルコール消毒

　どんなに丁寧に洗っても、手に存在する微生物を0（ゼロ）にすることは不可能です。石けんを使用した手洗い後に手指から検出された細菌数が手洗い前の細菌数よりも増加したという報告 [15、16] もあることから、手洗いの有効性をより確実なものとするため、最後にアルコールによる殺菌消毒を行います。

　アルコールは細菌の芽胞やノロウイルスなど一部のウイルスを除くすべての微生物に対し有効です。安全性が高く、食品にも利用されていることから食品衛生の観点からみて最も望ましい消毒剤といえます。

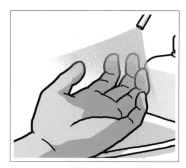

　手に残った水分でアルコール濃度が薄まってしまわないように、水分をしっかり拭き取った後、最も微生物の残りやすい指先の爪下および爪周辺に入り込むようにアルコールをかけ擦り込みます（両手の実施を忘れずに！）。さらに、手のひらに十分な量のアルコールを取り、手のひら、甲、親指、親指の付け根、指の間、手首にアルコールを擦り込み自然乾燥させます。

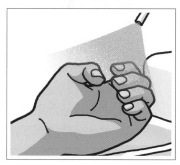

〔参考文献〕
15）岸　正：種々の手洗いにおける細菌学的考察について，京都市立看護短期大学紀要, 34, 91-100, 2006.
16）石田和夫ら：手洗い効果の細菌学的考察，名古屋文理短期大学紀要, 25, 43-48, 2000.

5 作業中の手洗いについて

　調理作業中のどのような場面でも衛生的な手洗いの基本手順を実施しなければならないというわけではありません。手洗いの度にこの手順を行うことを決まりとしてしまうと、手洗いが面倒になってしまい、なかなか手を洗わないという悪習慣が身に付いてしまうおそれがあります。

　次項6）手洗いのタイミングで示している場面では『基本の手洗い手順』をしっかりと行います。そして、その他の汚染率の低い作業を行っている途中の手洗いは、下のイラストに示したとおり、ひと通りの手順を実施する洗い方でかまいませんので、こまめに手洗いを行うように心がけましょう。

　反対に、汚染率の低い作業であっても、作業が長時間に及ぶ場合には定期的に『基本の手洗い手順』を実施し手指の衛生を保ちましょう。

＜作業中の手洗い＞

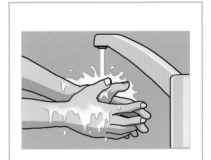

1 流水で手を洗う

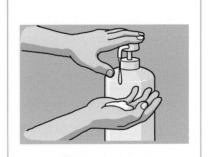

2 洗浄剤を手に取り泡立てる

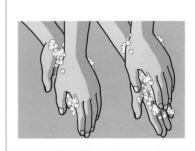

3 手のひらから順に手指の全体を洗い進める

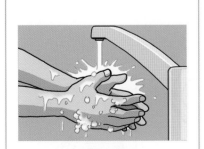

4 洗浄剤をよく洗い流す

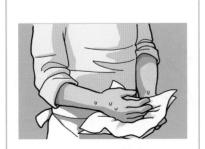

5 水分を拭き取り乾燥させる

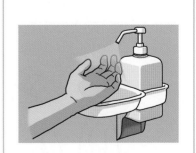

6 アルコールによる消毒

（1）衛生的な手洗い ー基本の手順ー の実施が必要なタイミング

　「衛生的な手洗い」ー基本の手順ーにより手を洗うべきタイミングは、次に示すような食品取扱者の手指が病原微生物に汚染される、汚染させる可能性の高い場面です。

　体のパーツの中で、一番器用に動いて便利に使われる手指は汚染率が高い部分です。不特定多数の人が触る電車のつり皮、手すり、パソコンのキーボード、ドアの取っ手、お金など、汚染源の例をあげてみるときりがありません。携帯電話のように自分しか触らないものであっても、前回触れた際の手指が汚染されていたなら、次に触れたときに再汚染してしまうおそれがあります。このように手指は汚染される可能性が非常に高い部分なのです。

　汚染率の高い部分の洗浄をおろそかにするということは、言い換えれば食中毒を起こす可能性を高めているということです。

 トイレを使用した後

　トイレは人が排泄行為をする場所であり、排泄物は微生物の塊です。その中には、食中毒に直接影響のある病原微生物も含まれています。自身が病原微生物の保有者でなくとも、ほかの人も利用していますので、汚染されている可能性が高い場所といえます。

　排泄後の処理をした手指は汚染されていますし、浮遊している微生物が腕などに付着します。自身もしくは、ほかの人が汚染させたトイレ施設に触れれば、当然手指が汚染されていると考えられます。トイレを使用した後は、手指のみならず手首から肘までを含めた腕全体の徹底した手洗いが必要不可欠になります。

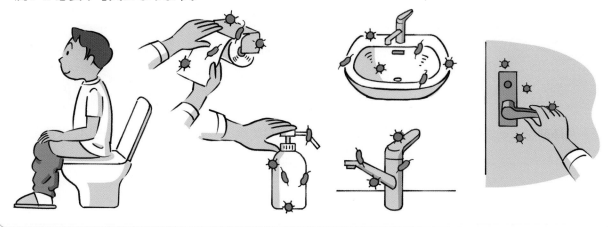

調理場に入る前

　調理場内に有害な微生物を持ち込まないために、調理場に入る前の手洗いが一日の作業の第一歩となります。

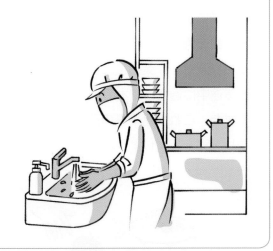

③ **調理工程中の手洗い　（＝作業時は使い捨て手袋着用）**

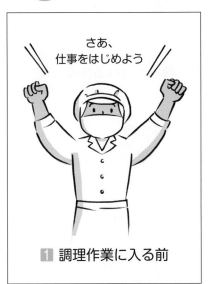

1️⃣ 調理作業に入る前

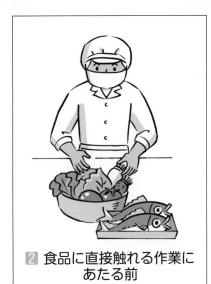

2️⃣ 食品に直接触れる作業にあたる前

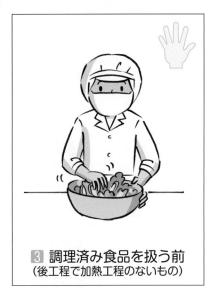

3️⃣ 調理済み食品を扱う前
（後工程で加熱工程のないもの）

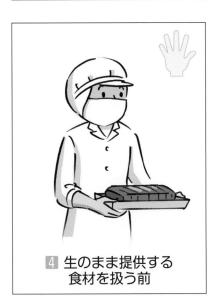

4️⃣ 生のまま提供する食材を扱う前

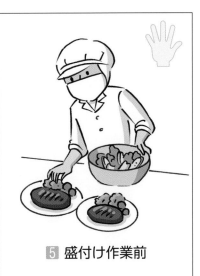

5️⃣ 盛付け作業前

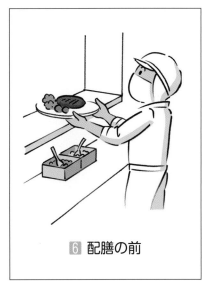

6️⃣ 配膳の前

4 **汚染率の高い作業の後**

　作業によって汚染率には差があります。下図に示した①〜④は汚染率の高い作業です。これらの作業を専門に行う担当であっても、施設を汚染し、そこから二次汚染を起こしてしまう可能性があります。作業の後には「基本の手順」を実施しましょう。作業が長時間に及ぶ場合なども、作業途中に適宜「基本の手順」による手洗いが必要です。

　また、これら汚染率の高い作業に従事した後に清浄区域での作業に従事する前にも「基本の手順」を実施しましょう。

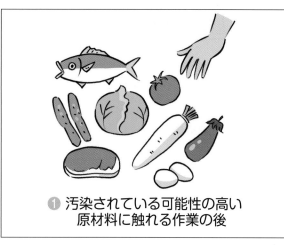

❶ 汚染されている可能性の高い
原材料に触れる作業の後

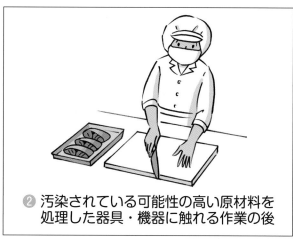

❷ 汚染されている可能性の高い原材料を
処理した器具・機器に触れる作業の後

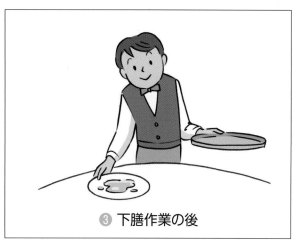

❸ 下膳作業の後

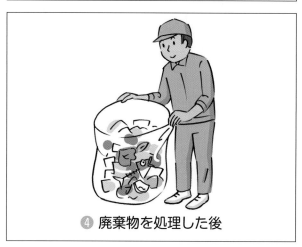

❹ 廃棄物を処理した後

7　手袋の着用

　調理従事者が身に着ける衛生用品には種々の物があります。調理衣、帽子、マスク、靴、手袋等、目的に合った製品を、正しく着用することが大切です。

　手袋の着用は、その使用目的により、手からの汚染を防止する使い捨て手袋のほか、炊事用手袋・耐切創手袋、耐熱保護手袋等があります。

　ここでは、手からの汚染を防止する目的で使用する使い捨て手袋に特化して説明をします。

（1）素　材

　素材は、ニトリルゴム、ラテックス（天然ゴム）、塩化ビニル（PVC）、ポリエチレンなどが主に用いられています。

素材	特徴	欠点	価格
ニトリルゴム	引っ張り・突き刺し・耐摩耗性をはじめ、耐油性・耐薬品性に優れている。フィット性もよく、万能タイプの衛生手袋で、食品業界で多用されている。	耐寒性に欠ける。	高
ラテックス（天然ゴム）	伸縮性、柔軟性がありフィット感があり、細かな作業に適している。	耐油性、耐薬性に劣る。ラテックスアレルギーの人には不適。	↑
塩化ビニル（PVC）	耐油性・耐薬性に優れ、耐久性もある。	熱、引き裂き性に弱い。ニトリル、ラテックスに比べてフィット感に欠ける。	↓
ポリエチレン	コストパフォーマンスがあり、盛付け作業等、手袋交換頻度が高い作業に適している。	強度、フィット感に欠け細かな作業には不向き。	安

（2）使い捨て手袋の着用

　使い捨て手袋の着用目的は、病原微生物による食品への汚染防止です。「基本の手順」に従い手洗いを実施した後、着用してください。

（3）使い捨て手袋の使用上の注意

- 自分のサイズに合ったものを選ぶ。
- 着用時破れ等の異常がないか確認してから着用する。
- 異物混入防止のため、作業中は定期的に目視による破れ等の確認を。

・使い捨て手袋の使い回し（再使用）はしない。

・尖った物、刃物等手袋が破れる原因となるおそれのある物の扱いに注意すること。

食品に直接触れる手袋は、食品衛生法の器具類に該当するため、規格基準（材質試験・溶出試験）に適合していることが条件になります。

（4）使い捨て手袋の着用・交換目安

使い捨て手袋の着用・交換のタイミングは業態によって作業内容が異なるため一概に同じタイミングということになりませんが、作業内容と作業の変わり目を1つの目安とすることが考えられます。

特に汚染度が高い作業の前後、汚染度の高い作業から低い作業に移るとき、後工程で加熱工程のない食品に触れる前などは手袋の着用・交換が必要です。

使い捨て手袋は再利用してはいけません。手袋をはずすときは、周辺にある食品等を汚染しないように注意してください。手袋を交換するときは、再度手指を洗ってから新しい手袋を着用してください。

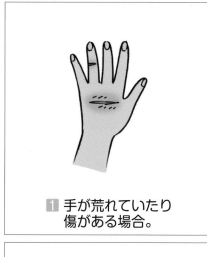

① 手が荒れていたり傷がある場合。

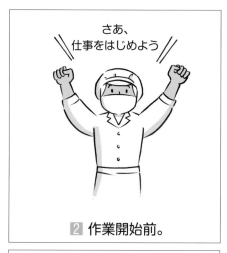

② 作業開始前。

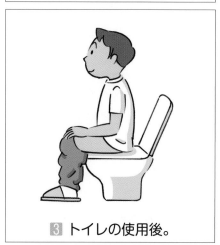

③ トイレの使用後。

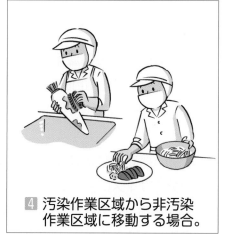

④ 汚染作業区域から非汚染作業区域に移動する場合。

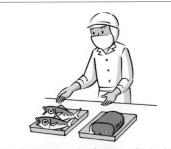

5　食肉類、魚介類、卵など微生物の汚染源となるおそれのある食品等に触れる前後。

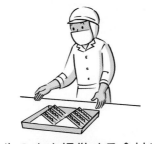

6　生のまま提供する食材や調理済み食品を扱う前。（後工程で加熱工程のないもの）

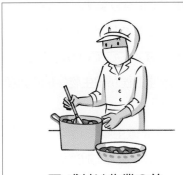

7　盛付け作業の前。

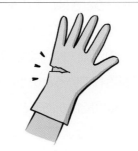

8　破れたときや指定された着用時間を経過したとき。

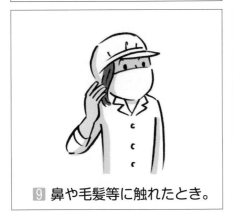

9　鼻や毛髪等に触れたとき。

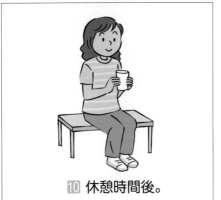

10　休憩時間後。

（5）使い捨て手袋等の管理

- 使い捨て手袋はホルダーに入れ、使用時に下から引き出すようにしてください。
- 手洗い設備の脇に、手袋廃棄専用のごみ箱を設置しましょう。
- 予備の使い捨て手袋は、作業所内の戸棚等に備えておきましょう。

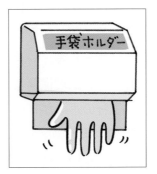

（6）使用中に破れた場合

- 製品に混入した可能性がある場合は必ず申し出を行い、ただちに製造ラインを止めて、発見できるまで探しましょう。

8　調理工程における汚染・非汚染作業の判断（または確認）と手洗い

　衛生的な手洗いをするときに忘れてならないのは、その食品の調理工程が汚染区域での作業であるか非汚染区域の作業であるかの判断をすることです。

　調理工程中に汚染区域から非汚染区域へ移動するとき、もしくは調理工程の一連の流れで汚染作業区域で行う下処理から非汚染区域で行う調理・加工作業を行うときは、その都度十分な手洗いが必要になります。

　調理作業中に「ここで手洗いが必要」と判断するためには、調理または製造工程での汚染・非汚染を理解することが大切です。ここでいう汚染とは、見た目が汚れているということではなく、その調理工程が微生物学的に汚染されている可能性があるということです。

　食品取扱者は、製造・調理工程中に原材料等を微生物で汚染させないだけではなく、もともと原材料に存在する微生物を洗浄・加熱等で低減・殺菌し安全な食品にしてから提供しなければなりません。それでは次に、具体的な例を考えてみましょう。

①　ポテトサラダ調理工程中における汚染・非汚染区域の考え方

　図7はポテトサラダの調理工程を示したものです。この調理工程中、Aの工程は汚染区域での工程になります。泥の付いたジャガイモは微生物による汚染度が高く、水洗いすることで徐々に汚染度が下がります。洗浄したジャガイモを加熱調理により殺菌することで、加熱後のBの工程はすべて非汚染区域の作業となります。放冷以降は、加熱工程も汚染度を低下させるための洗浄工程もないことから、放冷以降に使用する調理器具や環境、調理従事者の手からの微生物汚染がすべて最終の食品に持ち越されることになり、食品の微生物汚染の度合いを決定します。

　ここで問題となるのは、Aの工程で使用した調理器具（ザル・まな板・包丁・ボール等）や流し台・調理台・冷蔵庫等をBの工程でそのまま使用したり、調理従事者が十分な手洗いを行わずに作業を続けることで、Aの工程の汚染がBの工程に持ち込まれてしまうことです。

　汚染・非汚染区域の各々に必要な調理器具を配置し、区域をまたいで使用しない、調理従事者も区域ごとに担当者を配置することが原則です。これらを守らなければ、汚染・非汚染区域を食品や調理器具、調理従事者が行き来することになり交差汚染が起こりやすくなります。

　しかし、包丁・まな板等の比較的小さな調理器具は各区域ごとに準備できても、ザルやボール等のある程度大きな調理器具を、区域専用に

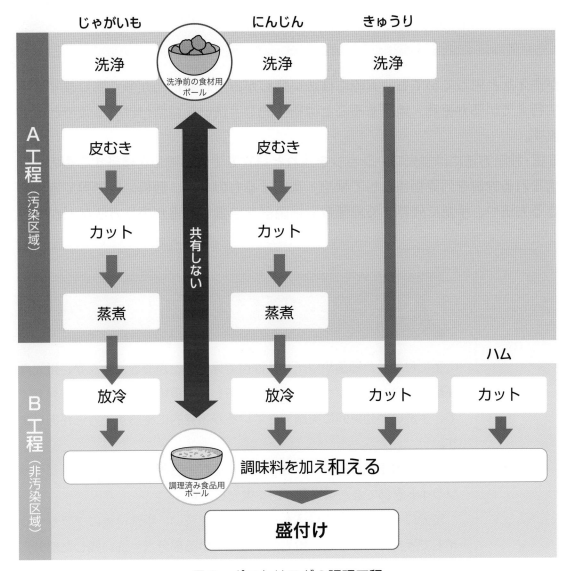

図7　ポテトサラダの調理工程

十分な数を用意するのはむずかしい調理場もあります。汚染区域で使用したザルやボール等の調理器具を、やむを得ず非汚染区域の作業で使用するときには、薬剤もしくは熱湯による消毒を行ってから使用します。このときに調理台が1か所で、両区域の作業を同一の調理台で行う場合は、調理台の消毒も忘れないでください。

　冷蔵庫は、ドアごとに何を入れるか決め、庫内の棚を汚染区域用・非汚染区域用に区別し、同じ棚に汚染・非汚染区域で処理や加工する食品を置かないようにすることで相互汚染を可能な限り防ぐようにします。

　1～数名で調理から配膳までを行っている小規模な飲食店の場合、区域ごとに担当者を配置するのはなかなかむずかしいことですが、メニューの調理工程中に汚染・非汚染区域での作業の区切りを判断し、作業の区切りには衛生的な手洗いを実施しましょう。

十分に手が洗えたと思っていても、実際には洗い残しがみられることが多くあります。手洗いが適切に行えているか確認・検証することは衛生的な手洗いを習慣付けるうえでとても効果があります。

　手洗いの確認・検証方法には蛍光ローションを汚れと見立てて洗い残しを検証するものや、食品残渣に含まれる物質を汚染指標として検出・測定するものなど、簡易に目で見て確かめることのできる方法や、手指に残存する細菌数や細菌群を培養して確かめる方法などがあります。

1　蛍光ローションによる視覚的な確認方法

　手に付着した細菌やウイルスは目で見ることができませんが、蛍光剤が配合されたローションを手指に塗布し食中毒細菌やウイルスに見立てて、手洗いが効果的に実施できているか視覚的に確認する方法があります。

　乳白色の蛍光ローションは手に塗り込むと透明になりますが、ブラックライトをあてると蛍光剤が白く蛍光します。

　蛍光ローションを塗り込んだ状態で手を洗い、手洗い後にブラックライトで手指を照らすと、蛍光剤が残っている部分（＝洗い残した部分）が白く蛍光するため、効果的に手が洗えているか、手洗いの不十分になりやすい部分はどこか等を見て確認することができます。

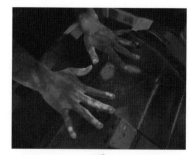

手

　この方法では、実際に洗い残しやすい部分を確認するだけでなく、使用したシンクの飛沫汚染、給水栓を介した二次汚染なども視覚的に確認することができます。

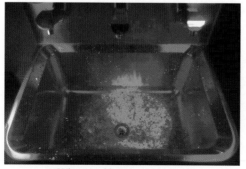

手洗いに使用したシンク

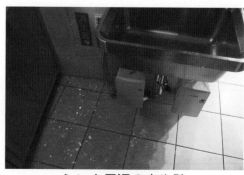

シンク周辺の床や壁

＜洗い残しの確認手順＞

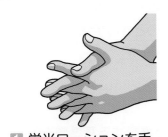

① 蛍光ローションを手指全体に塗り広げる

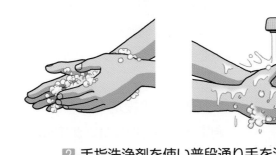

② 手指洗浄剤を使い普段通り手を洗う

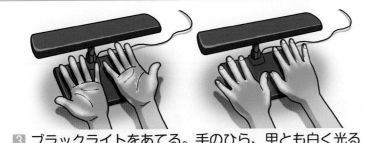

③ ブラックライトをあてる。手のひら、甲とも白く光る洗い残し部分を確認する

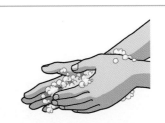

④ 洗い残しがないようにもう一度手を洗う

② ＡＴＰ拭き取り検査法

　ATP 拭き取り検査とは、汚染指標として食品残渣に含まれる ATP を迅速・高感度に検出・測定する検査法です。10 秒程度で結果が得られ、その場で改善処置がとれることから、食品衛生検査指針にも収載され、清浄度検査手法として支持されている衛生検査手法です。

　清浄度検査とは、手指や食品加工設備機器、医療器具などが、十分に洗浄され、必要とされる清浄性が維持されているかどうかを調べる検査です。食中毒事故の多くは、二次汚染が関わっているといわれ、手洗いの実施が強調されるのも、このような事故を防ぐためです。ここでは、手洗いが適切に行われたか否かをチェックする方法として普及しているこの検査法について解説します。

（1）手洗いの善し悪しを ATP で評価する

　ATP は、アデノシン三リン酸（Adenosine triphosphate）の略語です。地球上のすべての生物のエネルギー源として存在する化学物質ですので、生命活動が行われている所には、必ず存在します。動物、植物、微生物が持っており、そこから発生する、体液、死がい、動植物の生産物である食物そのもの、そしてその残渣等にも存在します。

　手洗いにあてはめると、高い数値が出るということは、先に手を触れた食物や、その残渣、手の汗や脂、ひいてはこれらに含まれる微生物

が洗い流されずに残っていることを示しています。つまり、手洗い後に
ATP 拭き取り検査を実施することにより、そのときの手洗いが十分その
効果を発揮したかどうかを評価することができます。

（2）基準値の設定

　測定数値の判断には、測定機器メーカーが推奨する基準値を用います。推奨基準値では運用が難しい、または、より厳しい基準値を設定したい等の場合には、現在の状態に合わせて基準値を設定しましょう。

　図 8 は手洗い前後の測定値を約 100 人について調べ、グラフにまとめたものです。手洗い後を示す青のバーが左に移動し、手洗いの効果が数値で評価できることがわかります。

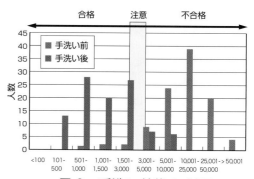

図 8　手洗い前後の ATP

　手洗い前の人の 90%
以上を見落としなく判定できる値として 1,500 以下を【合格】、これを
上回って 3,000 未満を【要注意】、3,000 以上を【不合格】として指導
することが一般的です。ただ、まれにみられる普通の 10 倍ほどの ATP
測定値を示す人の手や、手荒れや傷がある等、トラブルを抱えた人の手
は、適切に手洗いを実施してもこの基準をクリアできない場合がありま
す。このような場合には、数値によらず手洗い方法の善し悪しで判断す
るのがよいでしょう。

（3）数値は微生物数を表しているのではありません

　図 9 は、食品加工施設においてさまざまな設備機器から、拭き取り
法により採取した試料について、一部は培養法により一般生菌数（CFU/ml）を求め、一部は ATP 測定値を求めた結果を図表に示したものです。設備機器の清浄度検査から得られた結果ですが、手洗いについても原理的に同じことがいえますので、ここで紹介します。

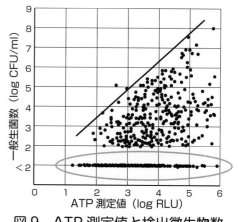

図 9　ATP 測定値と検出微生物数

　縦軸に示した一般生菌数と、横軸に示したATP測定値との相関は認められないことがわかります。特に楕円で囲んだ試料からは微生物が検出されないにもかかわらず、ATP値は少ないものから極端に多いものまでさまざまであることが示されています。

　この原因は、拭き取った試料には食品加工機器に付着した食品残渣に由来するATPと微生物に由来するATPの両者が存在し、その両者を区別せずに一体のものとして測定しているためです。

　この結果よりATP拭き取り検査から得られる数値から、その微生物汚染レベルを直接に読み取ることは困難であることが理解されます。しかしながらATP測定値の減少に伴い、微生物汚染の程度が下がっていることもまたこの図から読み取ることができます。つまり、ATP汚染を低くすることが、微生物汚染リスクを小さくすることにつながり、ATP拭き取り検査による手洗い評価が微生物事故防止に役立つことがわかります。

（4）正しい評価結果を得るために

　正しい評価を行うには、拭き取り方法と検査のタイミングが大切です。まず、拭き取り方法ですが、手のひら全体を拭き取った場合と、指先だけを拭き取った場合では、仮に手の汚れが同じだったとしても計測値が異なるのは当然のことです。ついては、拭き取り方法は下図を参考

＜手指の拭き取り方法＞

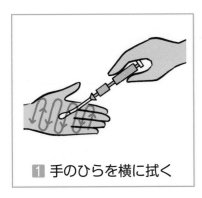

■1 手のひらを横に拭く

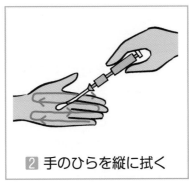

■2 手のひらを縦に拭く

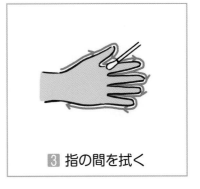

■3 指の間を拭く

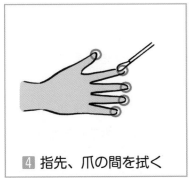

■4 指先、爪の間を拭く

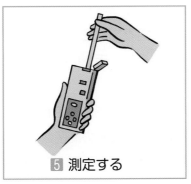

■5 測定する

※綿棒が、しなるぐらいの力で、しっかりと拭き取ってください。

に、いつも同じ方法で行いましょう。

　続いて検査のタイミングです。適切に洗えたかどうかを調べる検査ですから、食材がべっとりと付着した手を調べても意味がありません。必ず手洗い後に検査を行ってください。

　また、次亜塩素酸ナトリウムやアルコール、そして手指の消毒に使う塩化ベンザルコニウムは、図10に示すように測定を妨害します。アルコールは5分の乾燥で阻害が消えますが、アルコールによって皮膚が侵されたり、消毒用のエタノールに配合された植物成分によって、異常に高い値が出る場合があります。ついては、洗浄後、消毒前に検査をするのが正しい検査タイミングです。

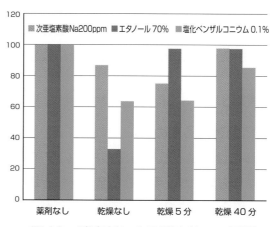

図10　消毒剤による測定値への影響

③ 細菌の簡易検査法

　手洗いによる除菌効果判定は前述のATP拭き取り検査法が1分以内に結果判定が可能であることから迅速性があり、その現場で指導できることから広く活用されています。ただし、除菌された細菌数や手指に残存する細菌群などはATP拭き取り検査からは評価ができません。細菌培養法では結果判定が出るまで少なくとも2日間を要することから迅速性に欠けます。

　しかし、細菌培養では細菌数や大腸菌群や大腸菌など衛生指標細菌数の把握が可能であり、手洗いの改善につなげるデータを得ることができます。

　手洗いの評価に使用される培養法には2つの方法があります。1つは手形培地による手指表面の細菌数の検査法です。他の方法は手指表面を綿棒等で拭き取り、検査目的に合った寒天培地に塗抹する方法です。

（1）手形培地による手洗いの検証

　手指表面を手形培地（ハンドぺたんチェックまたはパームチェック）に押しあて、35℃、18 〜 48 時間培養し、出現した集落数を観察する

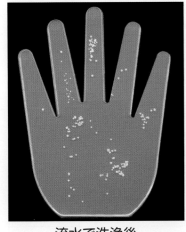

流水で洗浄後

だけであり特殊な検査器具などが必要なく、簡便な手技です。手指を培地にスタンプする際には、手指表面の水をよく拭き取っておきます。右手を生菌数用培地、左手を大腸菌群用培地にスタンプします。

　手指のシワや指紋の中に入り込んだ細菌、あるいは指と指の間の細菌をスタンプすることが困難なため、あくまでも定性的な検査手法であり、正しい手洗いの検証にはなりませんが、手形培地による方法は、手洗いの重要性などの従事者の教育目的には十分活用できるものです。

（2）拭き取りによる培養法

　正確に細菌数や大腸菌群数を算出できる手技であり、手洗いの正確な検証が可能です。本法の手技は次のように実施します。

①　準備するもの

　拭き取り試験用のキット：拭き取り用の綿棒と緩衝液入りの容器、ふきふきチェック（栄研化学）、拭き取り検査キット ST-25（エルメックス）など

　簡易検査用培地：自家調整する培地では煩雑な操作や一定水準の技術が要求されるため、ここでは簡易な検査用培地を紹介します。生菌数測定用培地、大腸菌群と大腸菌検査用酵素基質培地、黄色ブドウ球菌用培地などがあります。サンコリ、サニ太くん、コンパクトドライ、ペトリフィルム培地などの商品名で販売されています（表，p.54）。

②　手指の拭き取り法

1) 拭き取り試験用キットの綿棒に含まれる緩衝液を絞り、容器から取り出します。

2) 手指に付着している細菌を綿棒で拭き取る。この際、注意しなければならないことは、拭き取り方法と綿棒に加える圧力です。拭き取り方法は ATP 拭き取り法に準じ、手のひら表面と指および指の間を丁寧に拭き取ります。手に加える圧力は拭き取り棒の種類により

商品名	販売	培地	用途
ハンドぺたんチェック	栄研化学	手形培地	細菌数、大腸菌群、黄色ブドウ球菌など
パームチェック	日生研	手形培地	細菌数、大腸菌群、黄色ブドウ球菌など
サンコリ	サン化学	ペーパー乾式培地	細菌数、大腸菌群、大腸菌、黄色ブドウ球菌など
サニ太くん	JNC	シート状乾式培地	細菌数、大腸菌群、大腸菌、黄色ブドウ球菌など
コンパクトドライ	日水製薬	乾式培地	細菌数、大腸菌群、大腸菌、黄色ブドウ球菌など
ペトリフィルム培地	スリーエムヘルスケア	フィルム状乾式培地	細菌数、大腸菌群、大腸菌、黄色ブドウ球菌など

異なりますが、軸がややしなる程度で拭き取ります。検査の前に天秤に手で摘んだ綿棒を乗せ250〜300gの圧力を加えてみて、力の加え方を習得するとよいでしょう。

3) 拭き取った綿棒を容器にもどし、よく振り動かして細菌を洗い出します。

③　簡易検査用培地に接種、培養、判定

4) 洗い出した浮遊液を必要な簡易検査用培地に1ml添加します。必要ならばリン酸緩衝液で10倍、100倍に希釈した試料についても検査を行います。

5) 簡易検査用培地を35℃、ふ卵器に入れ、18時間±2時間培養します。

6) 培養後出現した集落数を算出します。大腸菌群、大腸菌、黄色ブドウ球菌の集落は添付されている説明書に従ってください。

④　結果の評価方法

評価方法については社内で予め定めておき、手洗いの不備が指摘された場合にはその原因を探り、手洗いが適切に実施できるまで訓練をします。以下に評価の一例を記載します。

一般細菌数（生菌数）：細菌数測定用培地に発育してきた細菌の集落数を測定します。手洗い後の細菌数が拭き取り用浮遊液1mlあたり0〜30個であればきわめてよく洗浄・消毒されています。また、適切

な手洗いであれば大腸菌や大腸菌群は検出されません。

　・細菌数が 31 ～ 99 個 /ml　良好。

　・細菌数が 100 個以上の場合は手洗いが不良であり、手洗い方法
　　を見直す。

　黄色ブドウ球菌が検出された場合には、手指の傷や手荒れの程度、化膿の有無について調査を行い、手洗い方法を改善し、再度検査を実施します。

⑤　検査した後の処理は？

　検査が終わった寒天培地などには、器具や容器等の検体に付いていた以上の細菌やカビが大量に増えています。これらを生ゴミ等といっしょに捨てることは、微生物を周囲にばらまいているのと同じことになり大変危険です。

　検査が終わった寒天培地などは、以下のような方法で処理するように心がけましょう。

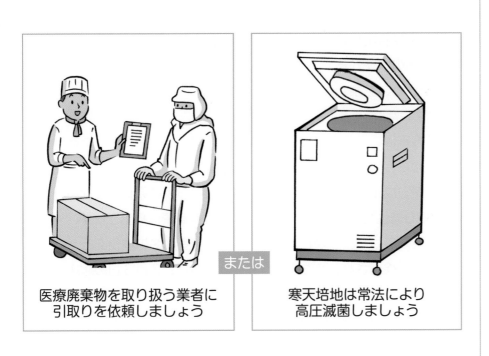

または

医療廃棄物を取り扱う業者に
引取りを依頼しましょう

寒天培地は常法により
高圧滅菌しましょう

Ⅵ 汚れた手を介して起きた食中毒事例

飲食店が提供した食事を原因とするノロウイルス食中毒事例

[発生場所] 奈良市、宿泊施設
[摂取者数] 129 名
[患者数] 58 名
[原因食品と微生物名] 不明（2月3日の夕食および4日の朝食）、ノロウイルス（GⅠ）
[文献] 平成 21 年全国食中毒事件録

平成 21 年 2 月 4 日、世田谷区内の高校で実施された京都および奈良方面への移動教室に参加した 129 名のうち 58 名が発熱、おう吐、下痢等の食中毒症状を呈していることが、同区の保健所により判明しました。患者 58 名のうち、11 名の検便からノロウイルス（GⅠ）が検出され、診察した医師から食中毒と届出されました。

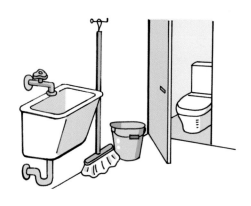

患者らの発症前に共通する食事は、2 月 3 日の夕食および同 4 日の朝食を提供した宿泊施設の食事以外にないことから、当該食事が原因と断定されました。患者らに提供されたメニューはマグロ、サラダ、ウインナーなどで、それらの食品および原材料となる食材について、保存検食を採取し微生物検査が行われましたが、食中毒菌は検出されず、原因食品の特定にはいたりませんでした。しかし、当時の調理従事者 3 名の検便を行ったところノロウイルス（GⅠ）が検出され、うち 1 名は発症者であり、2 月 3 日の起床時から吐き気があり同日 9 時から水様の下痢症状を呈していました。

当該従事者の調理状況は、2 月 3 日の朝に出勤し、同日の夕食の仕込みとして、鯛の洗浄やウロコの除去を素手で行い、その後、調理場内の従業員用トイレで下痢症状を呈していました。その後も同日午前中に下痢の症状が 2 回あったにもかかわらず、4 日の朝食の仕込みを行っており、ウインナーの切り込み作業は素手で行っていました。

以上の調理作業の内容等から調理従事者を介してノロウイルスが食品に二次汚染したことが推定されました。

なお、調理場内に設けられた従業員用トイレの手洗い設備は、室内および入り口手前の 2 箇所でしたが、手洗いの手順等は定まっていませんでした。トイレ室内にある手洗

い施設は、ペーパータオルや薬用石けんの設備はあるものの、設備の大きさが十分でなく、トイレ専用の履き物や衣服掛けもありませんでした。トイレ入り口の手前の手洗い設備は、トイレの床を拭き取ったモップ等の清掃用具の洗浄設備としても使用されていて、蛇口には固形石けんがつるされており、調理従事者以外の職員も使用していました。

　また、調理場内の手洗い設備は、薬用石けんおよびペーパータオルは設置されていましたが、蛇口および設備が壁面に十分に固定されておらず、さらに蛇口にはホースが取り付けてあり、鍋等の洗浄にも使用しているとのことでした。

　これらの状況から、**手洗い設備は適切に使用されておらず、手洗いが不十分になりうる状況であった**ことが推察されました。

　この宿泊施設は3日間の営業停止処分となり、後日食品衛生監視員により履行状況の確認が行われましたが、食材の廃棄ならびに施設、設備の清掃、洗浄および消毒が適切に実施されていることが確認されました。

飲食店が提供した食品を原因とするサルモネラ属菌による食中毒事例

[**発生場所**] 札幌市、飲食店
[**摂取者数**] 不明
[**患者数**] 188名
[**原因食品と微生物名**] 飲食店が提供した食品、サルモネラ属菌
[**文献**] 平成20年全国食中毒事件録

　平成20年9月16日夜、市民から保健所に「9月15日に市内の飲食店にて3名で食事をしたところ、3名とも下痢、発熱、腹痛等を発症した」との届出がありました。その後、同飲食店で食事をした複数の有症者を診察した医療機関からも同様の届出があり、患者数は188名にのぼりました。

　原因食品は、9月13〜17日までの間に

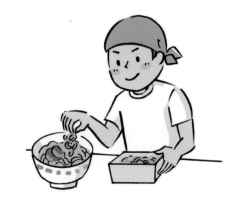

当該飲食店が提供した焼きそば、ラーメン、炒飯、スープ等と考えられました。

　調理従事者の検便を行ったところ、3検体からサルモネラ・ハイデルバーグが検出され、そのうち1名は健康でしたが、炒飯担当の1名が9月16日正午頃から、下痢、発熱等を発症し、焼きそば担当の残る1名についても18日朝から同様の症状を呈しました。

原因食品として、未殺菌液卵が挙げられており、当時、原材料や調味料等を取る、炒める、盛り付けるという複数の作業を1つのおたまで行っていたことから、液卵中の細菌がお玉を介してほかの食材や調味料を汚染した可能性があると考えられました。

　液卵はステンレス容器3つに小分けして冷蔵庫で保存し、翌日昼まで使用していました。液卵を入れたステンレス容器は、空になる都度食器洗浄機で洗浄し、液卵の継ぎ足しはしていませんでした。おたまは1品調理するごとに洗剤を付けて洗浄していましたが、営業終了後も含めて消毒はしていませんでした。また、当時厨房内の温度は40℃近い状態にあったことから、菌の増殖が原因の可能性も考えられました。

　しかし、喫食調査の結果からは、液卵を使用した食品のうち統計学的に有意差を示した食品は一部のみであり、他の多数の食品については有意差が認められませんでした。

　それらのことから、汚染された未殺菌液卵の取扱不備により液卵中でサルモネラ・ハイデルバーグが増殖した可能性および調理器具を介した二次汚染の可能性が推測されましたが、未殺菌液卵を汚染源として断定するには至りませんでした。

　また、食肉を取り扱った調理従事者が、作業後手洗いをせずに付け合わせやトッピング用の野菜などの非加熱食材や調理設備に触れており、トッピング用野菜の中には室内に置かれていたものもありました。調理器具も食材ごとに専用のものは用意されていなかったことから、調理従事者の手指や調理器具等を介してほかの食材を二次汚染した可能性が示唆されました。また、冷蔵・冷凍庫はロット管理を行っておらず、不要な物品を放置するなど厨房内の整理整頓が徹底されていなかった等、衛生管理上、多くの不備が見受けられました。

　したがって、本食中毒は調理従事者の手洗い不足や調理器具の洗浄・消毒の不徹底等による二次汚染と、原材料、調味料を調理する複数の作業を1つのおたまで行うことで汚染が拡大し、40℃の近い厨房内の温度条件により広範囲に高濃度の汚染が広がり多数の有症者の発生につながった可能性が推測されました。

　当該施設は、4日間の営業停止となり、営業者に対し改善指導が行われました。

回転寿司店における赤痢菌の食中毒事例

[発生場所] 金沢市、回転寿司店
[摂取者数] 不明
[患者数] 10名
[原因食品と微生物名] 不明（回転寿司店が提供した寿司）、赤痢菌

　平成18年9月22日金沢市内の病院の医師より、患者3名の検便から赤痢菌を検出

したという届出がありました。この患者らの
調査を行ったところ、9月16日に市内にあ
る同じ回転寿司店を利用しており、さらに2
名の感染が確認され、この回転寿司店が原因
の食中毒事件と断定されました。また、回転
寿司店の従業員18名のうち3名からも赤痢
菌が検出されました。この3名は時々自店の
寿司を食べており、16日にも喫食していま

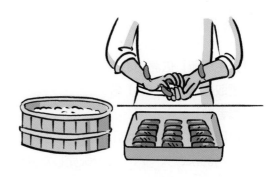

した。さらに、9月24日から相談窓口を開設して検便を実施したところ、新たに2名
から赤痢菌が検出されました。この2名も15日、16日に同施設を利用しており、合計
で10名が患者と判明しました。

　この回転寿司店は、4店を構えるチェーン店であり、野菜、魚、その他の食材の仕入
れは基本的に同じでした。しかし、届出があったのは4店中の1店舗のみであり、他3
つの店舗では食中毒の発生はありませんでした。この店で喫食し赤痢菌に感染した人は
共通の寿司ネタを食べていませんでした。また、客はセルフサービスで氷入りの水を飲
むことができましたが、利用していない人も感染していました。以上のことから、食材、
水、氷が原因とは考えられませんでした。利用者の喫食時間は20〜23時頃に限られ
ていることから、この時間帯に提供された寿司に赤痢菌が付着していたと思われました。

　従業員（アルバイト含む）は2か月に1回の検便を実施していました。7月下旬から
8月上旬に実施したときは、具合の悪かった人はいませんでしたが、9月17日頃から
風邪の症状および下痢の症状のものが7名いました。そのうち3名の検便から赤痢菌を
検出していますが、下痢、発熱などを呈したのは早い人で9月19日でした。なお、従
業員に海外渡航経験者はいませんでした。

　赤痢菌の感染ルートについて、検証を行いましたが判明できませんでした。しかし、
同じ食材を使用しているチェーン店において患者の発生がないことから、食材は原因で
はないと判断されました。また、喫食調査の結果から発症者が感染したのは、限られた
日時の中であったことから、特定の人が、限られた時間帯に握った寿司に菌が付着して
いた可能性が非常に高く、患者が喫食した日には既に従業員の中に保菌者がいたことが
考えられ、食材からではなく人からの汚染が強く疑われ、十分な手洗いが常にできてい
れば予防することができた事件だと考えられました。この店舗では、毎日従業員の健康
チェックを実施する等の衛生管理に取り組む姿勢はありましたが、働いているのはアル
バイトがほとんどであり、体に異常がみられても申し出ない現状が見受けられました。

仕出し弁当を原因としたノロウイルスによる食中毒事例

> [発生場所] 広島市およびその周辺
> [摂取者数] 10,351 名
> [患者数] 2,035 名
> [原因食品と微生物名] 不明（12 月 10、11、12 日に食品会社が製造し、配達した弁当およびスーパー等で販売した弁当（以下、販売弁当））、ノロウイルス G Ⅱ

平成 24 年 12 月 12 日、広島市保健所に「仕出し弁当を食べた者が体調不良を起こしている」との連絡がありました。調査の結果、12 月 10 〜 12 日に食品会社が製造し配達した仕出し弁当およびスーパー等で販売した弁当を喫食した 2,035 名（551 事業所等）が、12 月 10 〜 14 日にかけて発症したことが確認されました。

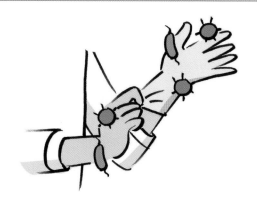

患者の共通食は、当該食品会社が製造した仕出し弁当および販売弁当のみでした。また、患者 17 名の便からノロウイルス G Ⅱ が検出され、患者の発症状況がノロウイルス食中毒の症状および発症時間と一致することから、当該食品会社で製造された仕出し弁当および販売弁当を原因とするノロウイルス食中毒と断定されました。

調理従事者 7 名（調理担当 4 名、盛付担当 3 名）の便および 2 か所のトイレのスワブからノロウイルスが検出され、感染した調理従事者、もしくはトイレで汚染を受けた調理従事者が、調理場内にノロウイルスを持ち込み、調理、盛付工程で食品を汚染したと推察されました。

原因施設の使用水は井戸水で、自動塩素注入機が備えられており、水質検査、ノロウイルス検査を行ったところ異常はありませんでした。施設内の手指洗浄消毒設備は非接触式カランでしたが、ペーパータオルを捨てるためのゴミ箱は手で開閉する構造でした。また、調理場内の手指洗浄消毒施設には、不要物が置いてあったり、ペーパータオルがなかったりと手洗いが十分に行えない状況でした。

調理従事者は、従事者専用の出入り口で入室前に手洗いを実施していましたが、調理場内では使い捨て手袋着用後に電解水で手洗いを実施するだけで、着用前に手洗いを実施していませんでした。また、電解水の効果が適切に発揮される時間としてメーカーが推奨している時間は 15 秒でしたが、洗浄時間が不十分な従事者がいました。食器洗浄従事者は、手洗い施設が設けられている従事者専用の出入り口を使用せず、食器洗浄室

の外部に面した出入り口から直接出入りしていました。また、調理場内の扉は、腕等で開閉するルールになっていましたが、食器洗浄従事者は手で開閉していました。

　調理場の衛生については、油汚れや施設内に不要物があったり、真空冷却器等、調理場内で使用している設備および器具の一部は、洗浄のみで殺菌消毒を実施しておらず、食器乾燥庫の温度管理も十分ではありませんでした。排水は、グリーストラップが設置してあり、排水溝からの逆流もなく適切に排水されていました。

　トイレについては、調理従事者だけでなく事務員や配送員も共用で使用しており、また、障害者用トイレを一部の従業員が喫煙所として使用していました。トイレは2日に1回、事務員がトイレ用洗剤を用い、便器の中等の清掃を実施していましたが、薬剤を用いた消毒は実施されていませんでした。調理従事者がトイレに行く際は、調理場入室前の手指洗浄消毒設備の近くでエプロンのみをはずしトイレ入り口前で専用の履き物に履き替えて入室していました。

　以上のことをふまえ、保健所よりこのような食中毒を再度起こさないよう従業員の健康状態を把握し、手洗いを十分に行うよう指導がされました。

サンドイッチを原因とするノロウイルス食中毒事例

[発生場所] 愛媛県今治市
[摂取者数] 27名
[患者数] 22名
[原因食品と微生物名] 平成25年1月23日にパン屋が調理したサンドイッチ、ノロウイルス

　平成25年1月27日、今治市内のパン屋が調理したサンドイッチを食べた19〜30歳の男性22名が下痢やおう吐を発症し、ノロウイルスが検出されました。保健所の調査では、1月23日に会社寮内の食堂で同店が調理したサンドイッチが朝食として提供され、喫食した入寮者および寮食堂の調理従事者27名中22名が、24日 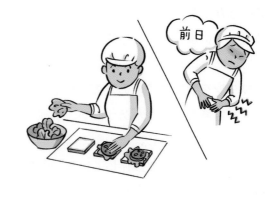 11時30分頃から下痢、おう吐、発熱等の食中毒様症状を呈し、うち19名が医療機関を受診していました。

　患者の共通食品は、同店が調理したサンドイッチのみであり、患者および同店の従事者の便からノロウイルスが検出され、患者の症状と疫学調査結果が同ウイルスによる食

中毒の特徴と一致することから、同店が調理したサンドイッチを介して発生したノロウイルスによる食中毒と断定されました。

　サンドイッチは23日に同店の女性従業員が調理していました。この従業員は、前日から下痢などの症状を発症していましたが、手袋なしで調理をしており、感染が広がったと考えられました。

　このため、食品衛生法に基づき、同店は3日間の営業停止処分を受け、食品の衛生的取扱いの徹底について指導が行われました。

食パンを原因食品とするノロウイルスによる食中毒事例

[発生場所] 静岡県浜松市
[摂取者数] 8,027名
[患者数] 1,271名
[原因食品と微生物名] 平成26年1月15日に製造された食パン、ノロウイルス

　平成26年1月16日、市内のA小学校で前日の午後から体調不良を訴える児童が急増し、多数の児童が休んでいるという連絡が保健所に入りました。その後、A小学校以外からも同様の報告が入ってきました。調査の結果、市内の19の学校でノロウイルスに汚染された食パンを原因とする食中毒が発生し、患者数は計1,271名とされました。

　この食パンは市内の製造所で製造されたものでした。検査の結果、従業員用トイレおよび従業員1名の作業着からノロウイルスが検出されました。トイレには手洗い設備が設置されていましたが、冷水しか出ず、寒い時期であったために十分な手洗いが行われていなかったことが考えられました。また、トイレ入室時に履物を交換し作業着（上）は脱いでいましたが、作業着（下）は交換しておらず、作業着を介して汚染を製造室に持ち込んだことも考えられました。

　食パンを焼成する際の温度条件は200℃・50分であり、焼成以前の工程でノロウイルスが付着することがあっても、焼成の工程でノロウイルスは全て死滅するものと考えられました。しかし、この製造所では、スライス作業後に食パンを1枚1枚手に取り、表・裏面に異物等が残存していないか検品作業を入念におこなっていたため、ノロウイルスが付着した手が食パンに触れる機会が増えてしまい、大量の食品を汚染してしまったことが考えられました。検品の際には使い捨て手袋を着用していましたが、着用に関して明確な取り決めがなく、トイレ使用前後の交換も口頭での指示のみで徹底されておらず、手洗い不十分な状態で手袋を着用したため手袋自体にノロウイルスが付着してしまったことが考えられました。

手洗い

Q1 食中毒はどうして起こるのですか？

A 食中毒菌、ウイルス（総称して病原微生物という。）や有害・有毒化学物質等を含むあるいは汚染された飲食物を摂取することによっておこる胃腸炎症状等の健康被害を総称して食中毒といいます。国内で発生する食中毒のほとんどが、食中毒菌やウイルスなどの微生物が原因です。

Q2 微生物って何ですか？

A 一般的に目に見える微小なものから顕微鏡でしか見ることのできないものまでさまざまですが、食品衛生上問題となる微生物は、細菌、ウイルスや真菌類（カビ）をいいます。

Q3 食中毒の原因となる細菌やウイルスはどこにいるのですか？

A 人や動物あるいは人が食料とする農畜水産物、土壌、海、河川など身近なところに存在しています。

Q4 食中毒予防にはどうして手洗いが必要なのですか？

A 食中毒は人の体に有害な自然毒や化学物質、また、病原微生物や病原微生物が産生する毒素を摂取することで起こりますが、多くは病原微生物を原因とするものです。微生物は自然環境のあらゆる場所に存在しています。

手はさまざまな場所に触れることから、環境由来の微生物がたくさん付着しています。私たちが食べる調理食品は、人の手が多く関与して作られています。手が食中毒菌やノロウイルス等に汚染されていた場合、作った調理食品が手指を介して汚染され、容易に食中毒が起こってしまいます。

手をいかに清潔にするかが食中毒予防の鍵といっても過言ではなく、そのため、適切な手洗いが必要というわけです。

Q5 手にはどのような微生物がいるのですか？

A 人の皮膚には表皮ブドウ球菌やアクネ菌など10種類程度の常在菌がいるといわれています。通常、常在菌は病原性を示さず、人の手の常在菌が食品を汚染しても食中毒を起こすことはありません。

しかし、手はさまざまな場所に触れることから環境由来の病原微生物が付着しているおそれがあります。用便後の手、生肉や生魚等食材に触った手、お金やドアのノブ、受話器等に触れた手には、ノロウイルス、大腸菌、腸管出血性大腸菌、サルモネラ、腸炎ビブリオ、ウェルシュ菌、ブドウ球菌などの食中毒菌の他、カビなどの真菌類が大量に付着しているおそれがあります。

Q6 手に付いている微生物を0（ゼロ）にしなければ食中毒は防げませんか？

A Q5で解説した通り私たちの手にはさまざまな微生物が生息しており、これらの多くは健康を維持する役割を担っているものです。ですから、手に付いている微生物を0（ゼロ）にする必要はありません。食中毒を起こす微生物は外部から来て一時的に付着した病原微生物（＝通過菌）です。通過菌を衛生的な手洗いにより洗い落すことで食中毒を防ぐことが可能です。

Q7 手を洗ってからどのくらいの時間、手は清潔ですか？

A 手を洗った後、何にも触れないでいれば手は清潔なままな状態を保つかといえばそうではなく、汗をかいたりすることで皮膚の深部に潜っていた微生物が表面に出てきます。

食品衛生上、問題となるのは食中毒の原因となる通過菌ですが、手を洗った後にさまざまなものに触れることで手に病原微生物が付着するおそれがあります。トイレの後や、作業前後などこまめな手洗いが必要です。

■ 手洗い方法について ■

Q8 水洗いだけではだめですか？

A 水洗いだけでは付着した微生物を十分に洗い落とすことはできません。

手指には病原微生物だけでなく油やタンパク質等さまざまなものが付着しています。いくら流水で洗ったとしても、完全には洗い落とすことはむずかしく、相当量が残ってしまいます。わずかな量で食中毒を引き起こす病原微生物も存在しますので手指洗浄剤を使いしっかり洗い落としましょう。

Q9 爪ブラシは使った方がよいのでしょうか？

A 爪の間に入った汚れは通常の手洗いでは容易に除去できないので爪ブラシを使うことは効果があります。ただし、爪ブラシは十分な数を用意し消毒を行う等衛生的な管理を行わないと逆に汚染源ともなるので注意が必要です。

Q10 なぜ、2度洗いを推奨するのですか？

A 手洗いによる微生物除去の効果は時間をむやみに延ばしてもそれほどの効果は上がらず、時間が短くても2回手洗いを行った方が効果が高いとの結果が出ており、適正な時間で2度洗いを行うことが勧められています。

Q11 除菌効果のあるウェットティッシュで拭くだけではだめですか？

A 除菌効果をうたうウェットティッシュにはアルコール等の除菌剤が配合されていますが、汚れを落としたうえで使用しないとその効果が発揮されません。食品取扱・調理等従事者は衛生的な手洗いの後、消毒を行うことが必要です。

Q12 手を洗わずアルコール等の消毒剤を使用するだけではだめですか？

A 手に汚れが付着した状態ではアルコール等の消毒効果が薄れてしまいますので、アルコールを含め消毒剤だけで汚れた手の洗浄をすまそうとしても、確実な効果は期待できません。手洗い後にアルコールなどの消毒剤を使用するのが効果的です。また、ノロウイルスにはアルコールによる不活化効果が低いとされていますが、不活化効果を高めた製剤も市販されています。

■ 手指洗浄剤について ■

Q13 手を洗う洗浄剤にはどのような種類がありますか？

A 一般的な石けんのように手に付着した汚れを落とすものから、一部除菌作用のある薬剤を含んだいわゆる薬用石けん、消毒剤を含んだ手指専用石けん液などさまざまあります。食品取扱者の手洗いでは、洗浄剤で洗浄後にアルコール等の消毒剤により消毒を行う必要があります。

Q14 食器洗い用の中性洗剤で手を洗ってはだめですか？

A 洗剤は用途別に使用基準や残留基準等が決められています。食器洗い用の洗剤は食器や台所用品に付いた油汚れを落とすことを目的に作られていますので強い洗浄成分を含んでいます。中性洗剤で手を洗うとその強い洗浄成分は人の肌には強すぎ、肌に必要な油分まで落としてしまい肌の乾燥を促進し手荒れを起こす原因となってしまいます。

Q15 化粧石けんで洗ってはだめですか？

A 石けんは、身体用、身体以外用、工業用の３つに分類されます。身体用の石けんは薬事法で規制されており、一般に「化粧石けん」と総称してよばれています。さらに「洗顔石けん」「浴用石けん」「薬用石けん」などが含まれ、場合によっては「洗顔石けん」と「浴用石けん」をひっくるめたものを「化粧石けん」とよびます。

洗浄効果という点なら、化粧石けんでも十分洗うことができます。しかし、化粧石けんには強い香りが付けられているものも多く、食品取扱者の手洗いには不向きといえます。また、固形タイプの石けんは多数の人が触れ汚染されやすいことから、保管の方法が悪いと不衛生な状態になってしまいます。

Q16 薬用石けんとはどのような石けんですか？

A 薬用石けんには、殺菌剤を配合して菌を殺菌消毒する目的のものと、皮膚の炎症を抑える成分を配合し肌荒れ防止を目的としたものの２種類があります。薬事法では「医薬部外品」に該当します。

殺菌消毒という役割についてみると、薬用石けんを使っても短時間洗っただけでは皮膚の常在菌はほとんど減らないことが確かめられています。通過微生物を洗い落とし、手指を衛生に保つという目的であれば、洗い方に気を配る方が効果的といえるでしょう。

Q17 石けんの泡がよく泡立たないことがありますが、どうしてですか？

A いくつかの理由が考えられます。
① 石けんの量が足りない。

② 水の性質によって、泡立ちにくい場合があります。カルシウムやマグネシウムなどのミネラル成分が多い（硬度が高い）水の場合は、石けんが汚れより先にミネラル成分と反応してしまい泡立ちません。

③ 手に汚れ（特に油汚れ）が付着していると泡立ちません。この場合は一度簡単に汚れを落

とす手洗いを行った後、もう一度衛生的な手洗い手順を実行するようにしましょう。

Q18 泡立ちの悪い石けんで手を洗っても効果がありますか？

A 石けんの洗浄力は界面活性の働きによるものですが、石けんが一定以下の濃度で薄すぎるときには界面活性の働きが弱く、十分な洗浄力を持ちません（p.28 参照）。石けんの濃度の目安になるのが泡立ちです。泡立ちがよいということは洗浄力があるという目安になります。石けんは適量を付け、しっかり泡立てて手を洗いましょう。汚れのひどい場合は、水洗い後、石けんを付け直し、洗いなおしてみてください。泡立ちがよければ、泡立ちの悪い石けんではないということになります。

■ 手洗い後の乾燥について ■

Q19 手を洗ったまま、自然乾燥をさせてはいけませんか？

A 水分は、細菌の増殖要件の一つです。自然乾燥までには時間がかかり少しの菌でも増えることがあります。また、手洗い後にアルコール等で消毒を行う際は、水分が残っていると消毒剤が薄まってしまい効果が得られません。手を洗ったら使い捨てペーパータオル等で水分を拭き取り乾燥させましょう。

Q20 なぜ、手洗い後にペーパータオルで 拭き取らなければならないのですか？

A 石けんで手洗いした後、ペーパータオルで拭き取る行為は微生物を拭い取る効果もあることが確認されています（p.37 参照）。また、その後使用するアルコールも、十分乾燥させることによりその消毒効果を高めることができます。

Q21 なぜ、タオルを共用してはいけないのですか？

A 一人の人の手洗いが不十分だと、その汚れがタオルの共用により拡散してしまいます。タオルを繰り返し使用することで細菌の汚染量が蓄積し、水分も多くなりタオル自身が汚染源になってしまいます。タオルを手拭きとして使用、あるいは共用することは絶対にやめましょう。細菌やウイルスの温床になったタオルによりせっかく洗った手をまた汚すことになります。

Q22 タオルの共用はしてはいけないといわれて
いますが、自分専用のハンカチであれば
よいのですか？

A 自分専用のハンカチであっても、水分を含んだ状態では細菌が増えやすいので、乾い
た清潔なハンカチか使い捨てのペーパータオルでしっかり水分を拭き取ってください。

■ 手洗い後の消毒について ■

 Q23 ノロウイルスを不活化するには逆性石けんや
アルコールはあまり効果がないと聞きましたが、
ノロウイルス対策の手洗いはどのようにしたら
よいのですか？

A 石けんをよく泡立てて洗い、流水で十分に洗い流し、これを2回繰り返し手の汚れを
落とすことによりウイルスを手指からはがれやすくします。また、残っている微生物
に対しアルコール消毒は効果を発揮しますので、ペーパータオルで水分を拭き取った後アル
コールを全体によく擦り込んでください。

Q24 逆性石けんにはどのような効果がありますか？

A 逆性石けんは、陽イオン界面活性剤のことです。石けんという名が付いていますが洗
浄力はほとんどありません。通常の石けんや合成洗剤といわれるものは水に溶けると
マイナスのイオンを帯びて陰イオン（アニオン）となります。そのため、陰イオン界面活性
剤といいます。それに対して逆性石けんは陽イオン（カチオン）となるため陽イオン界面活
性剤といい、普通の石けんと逆なので逆性石けんといいます。
陽イオン界面活性剤には殺菌作用があります。細菌やカビは、マイナス帯電するタンパク質
やセルロースが主成分です。そこへ逆性石けんを近づけると、陽イオンが細菌やカビの細胞
表面に強く吸着します。そして、タンパク質やセルロースを変質させて細胞の構造を破壊し、
殺してしまいます。細菌とは構造が根本的に違うウイルスには効果はないといわれています。
そのため、インフルエンザやロタウイルス対策に逆性石けんは使われません。

Q25 手洗いを丁寧にすればアルコール消毒は必要ないですか？

A 石けんで手洗いすれば、手に付いた細菌の大部分は取り除けますが、手のひらのシワ
や爪下など十分な洗浄が行えない部分もありますので、食品の調理、製造等に携わる

場合は、手洗い後の水気をよく拭き取った後（乾燥後）、アルコール消毒を実施しましょう。

Q26 手洗いはどれくらいしたらいいのですか？

A 時間をかけても手洗いの手順、部位が不完全であれば意味がありません。どの部分を洗うかを意識して手を動かし、手洗いの効果を十分引き出しましょう。
必ずしも手洗いの回数が問題なのではありません。手指が通過菌により汚染源となるのを防ぐことが手洗いの目的です。手指に汚れが付着したときが手洗いの実施時期です。つまり、食品の調理作業前後、トイレの後などに必ず行うことが肝要になります。

■ ATP 拭き取り検査について ■

Q27 ATP とは何ですか？

A ATP は、アデノシン三リン酸（Adenosine triphosphate）の略語です。地球上のすべての生物のエネルギー源として存在する化学物質ですので、生命活動が行われている所には、必ず存在します。動物、植物、微生物が持っており、そこから発生する、体液、死がい、動植物の生産物である食物そのもの、そしてその残渣等にも存在します。手洗いにあてはめると、手に付いている ATP は手の汗や脂、素手で触れた食材、そして微生物に由来するものといえます。

Q28 ATP 拭き取り検査とはどんな検査ですか？

A ATP 拭き取り検査とは、汚れが持っている ATP を指標とした清浄度検査です。検査の原理は、検査箇所を綿棒等で拭き取り、綿棒で捕らえた ATP を試薬と反応して発光させ、その発光量を測定して数値化（RLU）しています。そして数値が高いほど、ATP 量が多い（＝清浄度が低い・汚れている）と判断できます。食品衛生協会が推奨しているシステムでは、ATP に加えて AMP も測定しています。AMP はアデノシン一リン酸（Adenosine monophosphate）の略語で、ATP が変化してできる物質です。ATP と AMP の両方を汚染指標として測定することで、より多くの汚染物質を高感度に検出・測定することができるため、さらに優れた清浄度管理手法となっています。

Q29 ATP 拭き取り検査を実施する意義は何ですか？

A 正しい手洗い習慣を身に付けることは衛生管理の基本であることは皆さんご存知のとおりです。ATP 拭き取り検査は、手洗い直後にその効果が判定できるので、手洗い

指導が効果的かつ効率的に実施でき、短期間に適切な手洗い習慣を身に付けさせることが可能になります。

Q30 測定数値は菌数を示しているのですか？

A 数値は菌数を示しているのではありません。数値はATPの量を表していて、それは菌にも由来しますが、その多くは手の汗や脂、付着した食材などの汚れに由来するものです。したがって数値が高いからといって必ずしも菌が多いことにはつながりません。ただ、菌は汚れと共に存在する場合が多いので、数値が低ければ菌汚染のリスクも小さいといえます。

Q31 検査はいつ行うのがよいですか？

A 手洗い直後に検査するのが最も効果的です。手からは常に汗や脂が分泌されていますので、手洗い後時間がたつと次第に数値が高くなり、手洗い効果の判定が不正確になります。また検査をする人も、どんな洗い方をしたかを忘れてしまい、指導の効果が薄れてしまいます。

Q32 アルコール等の消毒剤の効果判定に使えますか？

A 消毒効果の判定には使えません。測定しているATPの内で菌に由来する部分はごくわずかです。またアルコールにより皮膚の細胞が壊されることによって生じる体液や、アルコールに添加された手荒れ防止用の植物成分に由来するATPによって高い数値が出ることもあります。殺菌効果は培養検査によって確認してください。

Q33 温度は検査結果に影響しますか？

A 影響します。すべての計測システムが温度の影響を受けるのと同様に、酵素反応を利用したATP測定も温度の影響を受けます。検査は気温20～35℃の環境で行ってください。この温度域を外れると、通常より低い測定値となりますので注意が必要です。

Q34 手を洗う前より洗った後の方でATP数値が上がってしまいました。どうしてですか？

A 手洗いにより手のシワ（指紋）の奥から汚れが浮き上がり、すすぎが不十分だっただめに数値が高くなったことが考えられます。同様の現象は、手指の微生物検査におい

てもみられるといわれています。また手洗い後にアルコール殺菌をしてから測定すると、アルコールにより皮膚の細胞が壊されることによって生じる体液や、アルコールに添加された手荒れ防止用の植物成分に由来する ATP によって高い数値が出ることもあります。

Q35 測定値の単位"RLU"は何を意味しますか？

A この検査では汚染指標である ATP を光に変えて測定しています。"RLU"は発生した光の量（＝発光量）を示す単位である Relative Light Unit の略です。ATP と試薬が反応して生じた光の量が、測定値（RLU）として表されます。RLU 値が大きいことは、汚染指標である ATP 量が多い⇒手洗いが不十分であると判断することができます。

Q36 何度洗っても基準値 1500RLU をクリアできません。どうしたらよいでしょう？

A 手からは常に汗や皮脂が分泌されていて、これには ATP が含まれています。したがって特に食材等 ATP を多く含むものに手を触れることがなくても、手を洗ってから数時間たつと 1 万から数万 RLU の ATP 測定値を示すようになります。まれにこの値が通常の 10 倍ほどの値を示す特別な性質の手の人がいます。そのような人は何度洗っても、検査結果は数千あるいは数万 RLU の値を示します。また、手荒れや傷がある等、手にトラブルを抱えた人でも、同様な現象がみられます。このような場合には、数値によらず、手洗いを適確に実施することをこころがけましょう。

■ その他 ■

Q37 業種によって手洗いの方法は違いますか？

A 業種によって、危害度や汚染度は確かに異なりますが、手の汚れや付着した微生物を落とすことを目的とする場合、手洗いの方法に違いはありません。ただし、手を洗う場面によって、作業と合わせた方法とすることは考えられます。

Q38 客室担当や洗い場担当の従業員の手洗い指導はどのように行ったらよいのでしょうか？

A 食器等を通じ食品を汚染することがありますので作業前、汚れた物を処理した後など確実な手洗いが必要です。

Q39 加熱調理食品のみを提供している場合、手洗いに気を付けなくてもだいじょうぶですか？

A 加熱調理により微生物を死滅させることはできますが、加熱後の食品に病原微生物を付着させてしまうというおそれがあります。たとえば調理した食品を提供する際の「盛付け」作業があります。どんな場合でも、食品衛生を確保するうえで、調理に従事するには衛生的な手洗いを実行することが基本です。

Q40 使い捨て手袋をすれば手洗いをしなくてもだいじょうぶですか？

A 手袋をするから手洗いはしなくてもいいということではありません。手袋を着用し作業する場合であっても、手洗いをする必要があります。

使い捨て手袋は、一作業ごとに交換する必要があります。また、一つの作業が長時間になる場合は、適当な間隔で交換しましょう。いずれも手袋を交換する際は、必ず手洗いも行いましょう。

Q41 次亜塩素酸ナトリウム溶液はノロウイルスに効果があるといいますが、手指も消毒できますか？

A 次亜塩素酸ナトリウム溶液は皮膚に対する刺激が強く手荒れを起こす原因となります。手指の消毒に用いることは適切ではありません。

Q42 電解水とは何ですか？

A 電解水とは、水道水や薄い食塩水あるいは薄い塩酸水を生成装置で電気分解することによって作られます。陽極側に作られる酸性電解水は次亜塩素酸を含み、殺菌作用を有します。原水と装置により種々の酸性電解水が得られ、強酸性電解水、微酸性電解水、弱酸性電解水、電解次亜水などに分けられ、厚生労働省の食品添加物殺菌料として認可されています。

酸性電解水は殺菌作用の強い次亜塩素酸を多く含み、低濃度で高い殺菌作用を示すうえ、人体に対して毒性が低く、手洗いにも使用できる長所があります。漂白作用はあまりありません。その一方、低濃度で使用するため有機物の影響を次亜塩素酸ナトリウム水溶液よりも強く受けるため、より一層の清浄環境での使用が求められます。

Q43 手荒れを防ぐにはどうしたらよいですか？

A 手指の皮膚は皮脂腺から分泌された皮脂と汗腺から分泌された水分が乳化しクリーム状となり、皮脂膜として皮膚を保護しています。手洗いによりこの皮脂膜がはがされ、その下の角質の水分が蒸発してしまい、乾燥してかさかさになります。頻回の手洗いにより回復しかけた皮脂膜が再び除去されてしまうことから、水分を失い柔軟性を失った皮膚は乾燥状態から落屑、角質の硬化、亀裂、紅斑、痒みといった手荒れ症状を起こします。

手荒れを防ぐには手の脂分を取り過ぎないことと、機械的刺激を避けることが重要です。

手の脂分が取れ過ぎる原因の1つに食器洗い用洗剤があげられます。食器洗いの際に手に持ったスポンジに洗剤の原液を付けて洗うと、高濃度（10～20%）の洗剤によって手の脂分も取れてしまいます。また、熱いお湯も手の皮脂を溶かしてしまうのでぬるま湯で洗うようにしましょう。

Q44 不十分な手洗いが原因と考えられる食中毒事故はどのくらいの頻度で起こっていますか？

A 食中毒事故を再現することはできませんが、疫学調査等を通じ、ノロウイルス等による食中毒事故の多くは、従事者の手を介して起きた二次汚染によるものと考えられています。このことから、手洗いが不十分であったことが原因となった事故が多いと推察されています。

Q45 なぜ、調理の際、指輪や時計をしていてはいけないのですか？

A 手にはさまざまな細菌が付着しています。特に傷があったり手荒れがある人の手からは食中毒菌である黄色ブドウ球菌が検出されます。指輪や時計をしているとその下の汚れが取れにくく、乾きにくいこともあり黄色ブドウ球菌を始めさまざまな細菌が繁殖する温床となります。

Q46 なぜ、爪は短く切らなければいけないのですか？

A 爪の下には多くの細菌が潜んでいます。爪が長いほど手洗い等の後、乾燥しにくくその細菌数は多くなります。また、調理の際、指先は常に食品に接触する部位ですが爪の下に入った汚れは落としにくいため、洗いやすいように常に短く整えておくことが重要です。

Q47 下痢をしている場合、手洗いをして使い捨て手袋を着用すれば調理に従事してもよいでしょうか？

A 下痢症状がある人は、ノロウイルス等に感染していることも考えられます。たとえ手洗いや使い捨て手袋を使用しても食品を直接取り扱う業務に従事することは避けた方がよいでしょう。

Q48 利用者のおう吐物等により汚染された場所を清掃処理した後の手洗いについて、特に注意が必要なことはなんでしょうか？

A 調理に従事する人はおう吐物などの処理に従事しないことが望ましいですが、やむを得ず処理しなければならないときには使い捨てのエプロン、マスク、手袋等着用し適切に処理を行い、手洗いは手順に従い2回以上行うことが必要です。

食中毒・感染症を防ぐ!! 衛生的な手洗い　第2版

2023 年 6 月 15 日　発行

定価：612円（税込）

監　修　丸山　務

発行人　塚脇　一政

発行所　公益社団法人日本食品衛生協会

〒 150-0001
東京都渋谷区神宮前 2-6-1
食品衛生センター
電話：03-3403-2114（出版部推進課）
　　　03-3403-2122（出版部制作課）
FAX：03-3403-2384
E-mail：hensyuuka@jfha.or.jp
　　　　fukyuuka@jfha.or.jp
http://www.n-shokuei.jp/

印刷所　株式会社 太平社

無断転載・転用を禁ず Ⓒ　2023 Japan Food Hygiene Association
ISBN978-4-88925-131-9　C1045